Perinatal Health Promotion

围孕健康促进

主 编 陈敦金 余 琳

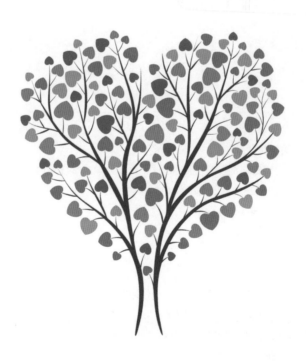

北京大学医学出版社

WEIYUN JIANKANG CUJIN

图书在版编目（CIP）数据

围孕健康促进 / 陈敦金，余琳主编 . —北京：北京大学医学出版社，2022.4
（2022.8 重印）

ISBN 978-7-5659-2585-6

Ⅰ. ①围… Ⅱ. ①陈… ②余… Ⅲ. ①妊娠期－妇幼
保健－基本知识 Ⅳ. ① R715.3

中国版本图书馆 CIP 数据核字（2022）第 001089 号

围孕健康促进

主　　编：陈敦金　余　琳
出版发行：北京大学医学出版社
地　　址：（100191）北京市海淀区学院路 38 号　北京大学医学部院内
电　　话：发行部 010-82802230；图书邮购 010-82802495
网　　址：http://www.pumpress.com.cn
E-mail：booksale@bjmu.edu.cn
印　　刷：北京金康利印刷有限公司
经　　销：新华书店
责任编辑：高　瑾　　责任校对：靳新强　　责任印制：李　啸
开　　本：787 mm×1092 mm　1/16　印张：8.5　字数：191 千字
版　　次：2022 年 4 月第 1 版　2022 年 8 月第 2 次印刷
书　　号：ISBN 978-7-5659-2585-6
定　　价：80.00 元

编者名单

主　编

　　陈敦金　广州医科大学附属第三医院
　　佘　琳　广州医科大学附属第三医院

主　审

　　杨慧霞　北京大学第一医院
　　刘兴会　四川大学华西第二医院
　　漆洪波　重庆医科大学附属第一医院
　　王谢桐　山东省妇幼保健院

审稿专家名单（按姓名汉语拼音排序）

　　陈丹青　浙江大学医学院附属妇产科医院
　　董旭东　云南省第一人民医院
　　方向东　安徽省妇幼保健院
　　冯　玲　华中科技大学同济医学院附属同济医院
　　甘玉杰　中山市博爱医院
　　雷后康　贵州医科大学附属医院
　　马彩虹　北京大学第三医院
　　乔　宠　中国医科大学附属盛京医院
　　宋学茹　天津医科大学总医院
　　吴　洁　江苏省人民医院
　　颜建英　福建省妇幼保健院
　　应　豪　上海市第一妇婴保健院
　　于　康　北京协和医院
　　张卫社　中南大学湘雅医院
　　赵先兰　郑州大学第一附属医院
　　朱元方　深圳市宝安区妇幼保健院

编者名单（按姓名汉语拼音排序）

安　庚　广州医科大学附属第三医院

陈桂娴　广州医科大学附属第三医院

陈娟娟　广州医科大学附属第三医院

杜培丽　广州医科大学附属第三医院

柯彩萍　广州医科大学附属第三医院

李霞林　广州医科大学附属第三医院

李雪媛　广州医科大学附属第三医院

李志华　广州医科大学附属第三医院

林　琳　广州医科大学附属第三医院

刘　冰　广州医科大学附属第三医院

刘　佳　广州医科大学附属第三医院

任露雯　广州医科大学附属第三医院

沈　建　广州医科大学附属第三医院

孙　雯　广州医科大学附属第三医院

王　永　广州医科大学附属第三医院

吴　曼　广州医科大学附属第三医院

印贤琴　广州医科大学附属第三医院

曾青山　广州医科大学附属第三医院

曾　毅　广州医科大学附属第三医院

张春芳　广州医科大学附属第三医院

周艳媚　广州医科大学附属第三医院

前　言

妊娠期是女性一生中至关重要的关键时期，它不仅代表着生命延续，更代表了国家和民族发展的希望。所以保障孕产妇安全是广大医务人员以及健康工作者的责任和重要使命。

"妊娠不是病，妊娠要防病"，老前辈林巧稚教授一语概括了妊娠的本质，围产期安全不仅仅是医疗，也是需要规范的健康教育。为了规范孕产妇的健康教育，2011 年，国家卫生部印发的《孕产期保健工作管理办法》中明确提出医疗保健机构应为怀孕的妇女提供孕期保健、孕期营养指导；2014 年 1 月，中国医师协会开展"全国孕期营养课堂"项目，旨在进一步规范基层妇幼保健机构的营养宣教工作，提升我国孕产妇及婴幼儿群体健康教育水平。

推进健康中国建设，要坚持预防为主，将中国的慢性病管理前移到妊娠期及生命孕育期，这是一项非常有意义的项目。提高国民健康素质要从妊娠期开始，这是至关重要的理念转变。《"健康中国 2030"规划纲要》中强调要突出解决好妇女儿童等重点人群的健康问题。要加大政府投入，深化体制机制改革，加快健康人力资源建设和培训，推动健康教育的规范化及专业化发展。

妊娠期保健是降低母婴发病率和死亡率、保障母婴健康及安全分娩的重要措施。孕期对母亲而言，将经历孕早、中、晚期；对胎儿而言，是其在子宫内生长、发育及各器官不断发育、完善的过程。孕期健康的目的是帮助育龄期的女性孕育及分娩出健康的孩子，但是妊娠相关性疾病及妊娠合并性疾病在孕妇群体中占据一定的比例，如妊娠高血压疾病、妊娠糖尿病等，都可能导致围产儿的不良结局，本书的目的是协助医务人员了解妊娠全周期过程中的各种并发症及合并症，对广大的孕产妇进行良好的健康教育，这是一本面向广大健康宣教工作者的非常有价值的指导书。

本书的完成经过严格的申报流程和筛选标准，由中国妇女发展基金会推进，广州医科大学附属第三医院陈敦金教授牵头执行，由具有丰富经验的产科医生、营养师、高资质护师合力编著，并且由全国几十位知名产科专家监督审稿共同完成，是一本针对全孕期健康指导的专业书籍。

本书全面介绍了全孕期健康教育的重要性及方式方法，妊娠期相关合并症及并发症的识别、诊治以及健康教育的关键点，也对优生优育、孕期营养等内容做了详细的讲解。本书通过通俗易懂的语言，将妊娠期各种疑难重症详细生动地表达出来，图文并茂、生动活泼，既有专业性，又有趣味性、新颖性及全面性。

　　本书的编写过程中，虽然编者全力以赴，审稿层层把关，但也难免会出现相关错误和观念问题，如有瑕疵，请各位读者谅解，我们将和读者一起寻求最佳的答案，我们更希望借此机会与广大读者共勉，不断提高临床能力及健康教育水平。最后，借此一隅，感谢各位参与编写的同仁们，感谢各位参与审稿的专家教授们，感谢中国妇女发展基金会的大力支持和帮助，也感谢广大读者，我们将初心不变，志为中国的孕期健康事业上下求索，全力以赴。

陈敦金　余　琳

2022 年 3 月

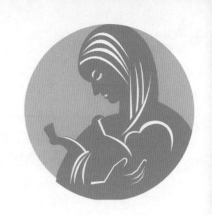

目　录

下篇　围孕期及产后保健指导

上篇 围孕健康促进宣教路径、方法及流程

第一章 开展围孕健康促进的必要性以及在医院开展的可行性

第一节 "疾病预防和健康促进"是健康中国战略的两大核心

1948 年世界卫生组织对健康的定义是："健康是人在生理、心理和社会适应的完美状态，而不仅仅是没有疾病和虚弱"。1986 世界卫生组织进一步定义："健康是人人能够实现愿望，满足需要，改变和适应环境的状态。健康是每天生活的资源，并非生活的目的。健康是社会和个人的资源，是个人能力的体现。"因此，健康是促进人的全面发展的必然要求，是经济社会发展的基础条件。实现国民健康长寿，是国家富强、民族振兴的重要标志，也是全国各族人民的共同愿望。健康管理是指一种对个体或群体的健康危险因素进行全面管理的过程，也是有效地利用有效的资源来达到最大的健康效果。具体讲，是对健康人群、亚健康人群、疾病人群的健康危险因素进行全面监测、分析、评估和预测，提供健康咨询和指导，以及对健康危险因素进行干预的全过程。健康管理的宗旨是调动个体和群体及整个社会的积极性，有效地利用有限的资源来达到预防疾病、维护健康的最佳效果。

党和国家历来高度重视人民健康，为了进一步推进健康中国建设，提高人民健康水平，国务院印发了《关于实施健康中国行动的意见》《关于印发健康中国行动组织实施和考核方案的通知》，国家层面成立健康中国行动推进委员会并印发《健康中国行动（2019—2030 年）》。这些健康中国行动的相关文件，主要围绕疾病预防和健康促进两大核心，提出将开展 15 个重大专项行动，促进以治病为中心向以人民健康为中心转变。全社会要增强责任感、使命感，全力推进健康中国建设，为实现中华民族伟大复兴和推动人类文明进步做出更大贡献。

我国始终把促进妇女儿童健康放在更加突出的位置，尤其是改革开放以来我国妇女儿童的生存、健康、教育状况得到极大改善。2021 年 9 月 27 日国务院印发《中国

妇女发展纲要（2021—2030 年）》和《中国儿童发展纲要（2021—2030 年）》指出，到
2030 年男女平等基本国策得到深入贯彻落实，促进男女平等和妇女全面发展的制度机
制创新完善；妇女平等享有全方位全生命周期健康服务，健康水平持续提升。到 2030
年保障儿童权利的法律法规政策体系更加健全，促进儿童发展的工作机制更加完善，
儿童优先的社会风尚普遍形成，儿童在健康、安全、教育、福利、家庭、环境、法律
保护等领域的权利进一步实现。

第二节　我国开展围孕健康促进的必要性

现代围孕期健康管理起源于 20 世纪 70 年代的美国，后逐渐在发达国家兴起并形
成一个独立的学科和行业。实践表明，持续实施围孕期健康管理的国家其生活方式疾
病的发病率明显下降，人均期望寿命则明显延长。围孕期的健康管理目的是将健康问
题的管理前移到妊娠期及生命早期，对后期人类的慢性病的预防起到非常关键的作用。
树立全新的围孕健康管理概念，建立科学的健康维护和管理系统，对提高健康医疗资
源的利用率，提高全民整体健康素质十分必要。

妇幼健康促进行动中的围孕健康管理作为一门新兴学科和行业，在维护和改善人
民群众健康方面发挥着越来越大的作用，已引起业内及社会各界的广泛关注。孕产妇
这一群体处于特殊的阶段，需要提前了解生育方面的知识，做好优生优育与自我保健。

第三节　目前我国在围孕健康管理方面存在的问题分析

当前我国围孕健康管理的现状存在以下几方面问题。

（1）围孕健康管理的理念较为薄弱，宜对医务人员和服务对象开展宣传教育，强
调该时期是胎儿 / 婴幼儿生长发育的关键时期，也是人生的起始阶段，尤其是大脑发育
和免疫功能发育的高峰期，让整个医学界和全社会深刻理解围孕健康管理不仅是获得
一个近期的良好健康效益，也会影响到全社会长期的健康走向。

（2）围孕健康管理技术水平、服务模式有待于进一步提高。我国幅员辽阔，经济
发展不平衡，在围孕期的健康评估、健康维护、服务模式、服务范围上与国际水平均
存在一定差距。现阶段我国围孕健康管理仍然以孕期体检为主要形式，模式单一，往
往缺乏系统全面的科学评估与有效的健康干预服务，妊娠期并发症和合并症发生率下
降不明显。

（3）虽然我国有孕产期保健指南，但尚未形成围孕健康管理的主流理论框架，具
有我国特色的围孕健康促进服务体系和运营模式尚在探索之中。

（4）围孕健康管理的高层次专业人才缺乏。与我国健康管理高速发展需求相比较，
人才培养机制与体制建设较薄弱，缺少健康管理专家团队和师资力量，高层次专业人
才数量远远不够。

（5）我国是世界上出生人口大国，虽然研究对象来源丰富，但是对于提高出生人

口质量的系列研究尚缺乏，围孕健康管理的指南和共识制定以参考国外文献为主，原创性的研究较少。

第四节　开展围孕健康促进的改进方向

虽然全社会健康管理理念在我国尚处于起步阶段，同时由于一些体制和机制上的限制，工作中也存在不少问题，各级医疗单位和全社会开展围孕健康促进具有广阔的发展前景，围孕健康促进是全社会健康管理的关键步骤。展望围孕健康促进的未来发展，有如下几点思考和建议。

（1）在医院开展围孕健康促进必须做好以下几方面工作：一要转变健康观念。在全民树立新的健康观，教育和帮助人们认识健康管理对提高生活质量、提升健康水平的重要性。二要转变服务观念。随着医学模式的转变，保障健康的体系也必须与时俱进。医院不仅是"救死扶伤""治病救人"的场所，还同时承担着预防疾病、促进健康的职责。所以要转变医院只为患病人群服务的观念，要从以疾病为中心转变为以健康为中心，建立"防治结合、预防为主"的医疗保健新模式。

（2）医院开展围孕健康促进必须强化政府支持。我国健康管理相关法律、法规还有待进一步健全，缺乏权威的理论支持，技术、服务等规范也有待统一。现阶段在医院开展健康管理常常出现标准不明，定位不清，难以计费等困难，使其服务质量、服务范围受到较大限制。故而国家总体健康资源管理迫切需要得到政府的更多重视，需要一个权威的统一协调组织管理机构对围孕健康促进进行规范，在政策上予以支持，在技术上进行完善，从而提高围孕健康促进的内在质量。

（3）各级医院应充分利用自身优势，积极探索建立中国特色的围孕健康促进体系和服务模式，各级具备围孕健康促进条件的医院应高度重视、积极支持健康学科的发展。应以其雄厚的专家队伍、完善的检测系统、完备的服务项目以及先进的医疗诊治体系作为强大后盾，并充分调动医院多学科及多层次的力量与智慧，在围孕期的健康评估、健康维护、服务模式、服务范围等方面积极探索建立具有中国特色的围孕健康促进体系。与此同时还应积极探索建立预防-保健-医疗一条龙的服务模式。如，通过"孕前-孕期-孕后"健康管理的检测评估和健康档案的建立，更加全面准确地掌握服务对象的健康信息，并由此为其提供就医绿色通道、高危患者精准化管理服务等，以达到及时有效改善患者健康状况，同时减少不必要的医院医疗资源浪费及患者医疗费用的目的。

（4）围孕健康促进要科学发展，必须立足国情，建立相应的体制机制和支撑保障体系。包括增加围孕健康促进经费投入支持，建立围孕健康促进高层次人才培养培训体系，建立围孕健康促进科技创新和科研协作体系，建立围孕健康促进高新技术准入和监管体系，建立多种渠道加强国际交流，充分借鉴其他国家健康促进经验等。围孕健康促进要科学发展，必须注重多行业、多部门紧密合作，采取多种策略，确保管理成效。包括积极借鉴流行病学、行为学和社会科学理论；积极开展与基层健康保健机构、社区组织、保险机构、媒体宣传机构等的围孕健康促进合作等。

总之，围孕健康促进是一项投资少、收效高的预防保健措施，也是一门新兴学科，在我国有着广阔的发展前景。做好这项工作能帮助孕产妇及其家庭很好地掌握围产期相关知识，了解妊娠分娩过程中发生不良结局的危险因素，培养有利于健康的行为习惯，对提高孕产妇的保健意识、减少产科并发症、降低孕产妇和新生儿死亡率及出生缺陷率具有重要作用。围孕健康促进也是母婴安全的港湾，以孕产妇为中心，探索先进的服务模式，建立全生命周期健康促进的科学化、规范化管理系统势在必行。我们相信，通过全社会的共同努力，具有中国特色的围孕健康促进体系将逐步建立并不断发展、完善，为促进人类健康做出更大的贡献。

第二章　围孕健康促进的人文要求

第一节　关于围孕健康促进实施人员的职业道德素质要求

高素质的围孕健康促进实施人员队伍，一方面要具有丰富的医学科普宣传知识储备，掌握恰当的科普宣传方式，能够做好科普宣传文案选择和创作工作，提升宣传内容的质量。另一方面，也需要对互联网技术有清晰的认识，熟练掌握相应的技术手段，能够推进平台建设，为相应的医学科普宣传工作的开展提供必要的支持和引导。首先从职业操守层面要求如下：

（1）全心全意、为民服务，忠于职守、尽职尽责，钻研技术、精益求精，严守秘密、一视同仁，举止端庄、文明礼貌，廉洁奉公、不谋私利，互学互尊、团结协作，是各类医疗卫生工作人员应共同遵守的道德准则。

（2）遵循层级管理原则，在规章制度及层级管理的基础上发挥个人的积极性、创造性，不能用个人不成熟的想法甚至情绪化的意见，去干扰运行规章制度及规则。

（3）脚踏实地，密切联系实际和群众，不计个人得失，有着吃苦耐劳的精神，顾大局、识大体。

（4）谦虚谨慎，办事公道，热情服务。①谦虚谨慎：围孕健康促进实施人员不能自命不凡、自以为是，要平等地同各职能部门商量工作，虚心听取他们的意见，在工作中要善于协调矛盾，搞好合作。②办事公道：应为人正派，秉公办事，平等相待，胸襟宽阔。③热情服务：围孕健康促进实施人员要把为群众服务当作自己的神圣职责，要充分认识自己所从事工作的重要作用，在工作中充满朝气和活力。

（5）遵纪守法，廉洁奉公，不假借上级名义以权谋私。遵纪守法、廉洁奉公，是围孕健康促进实施人员职业活动能够正常进行的重要保证。坚持原则，不利用职务之便假借上级名义以权谋取私利，要以国家、人民和本单位整体利益为重，自觉奉献，不为名利所动，以自己的实际行动抵制和反对不正之风。

（6）恪守信用，严守机密是围孕健康促进实施人员的基本素养之一。恪守信用，就是要遵守信用、遵守时间、遵守诺言，言必信，行必果。

（7）实事求是，勇于创新。①实事求是：从实际出发，坚持实践是检验真理的唯一标准。围孕健康促进实施人员的工作各个环节都要求准确、如实地反映客观实际，从客观存在的事实出发，无论是搜集信息、汇报情况、提供意见、拟写文件，都必须端正思想，坚持实事求是的原则。②勇于创新：指应破除旧的观念，勇于开创新的工作局面，不空谈、重实干。

（8）热爱学习，不断更新知识体系，学习最新的围孕健康促进的内容及方法。这种素质要求显得更严格、更全面，围孕健康促进实施人员必须刻苦学习，努力提高自身的职业素质及思想素质，以适应工作的需要。

第二节　关于围孕健康促进实施人员的培训及专业素质要求

对于专门从事围孕健康促进实施人员，需要进行一系列的培训，不仅仅是在学历教育上有相应的要求，在进入临床围孕健康促进前，也应该经过系统严格的训练和考核。

在医院进行围孕健康促进的实施人员必须具有临床护理专业或者临床医学专业的全日制学历教育，并具备五年以上的与妇幼保健相关的工作经历。

在对围孕期人群进行围孕健康宣教过程中主要是通过个体宣教帮助产妇了解健康知识，逐渐形成健康的行为，达到最佳健康目标。因此，实施人员在进行健康宣教过程中需要注意以下几点：①注重正确规范使用宣教语言。产妇入院开始，实施人员就通过语言对患者进行相关宣教活动，因此作为实施人员在健康宣教过程中，要做到语言的准确性，即实施人员对自己宣教的内容要正确选择词语，避免词不达意及使用模棱两可的语言，必要时使用非语言沟通方式辅助，以增强表达的准确性；要注重语言的通俗性，健康宣教应尽量使用通俗语言，少用医学术语。②要注重语言的礼貌性，健康宣教中实施人员使用礼貌语言，如"请""您好"等，且要态度诚恳。当患者有疑问时，要耐心礼貌地做好解释。③要注意语言的科学性，在健康宣教中实施人员必须使用科学严谨、有理有据的语言，切不可随便乱说或不懂装懂，否则会对围孕期人群产生误导或引发医疗纠纷。④要注重健康宣教的针对性，实施人员要了解不同围孕期人群的文化、知识背景，做到因人施教，使用适合的语言。⑤要注重语言的艺术性，实施人员与围孕期人群交谈时，应恰当地运用委婉、幽默风趣的语言。⑥把握健康宣教的时机，入院宣教以及院外自我管理的宣教，要针对围孕期人群关心的问题，适时进行相关内容的宣教，及时解除他们的思想顾虑和精神负担。

实施人员要以热情、亲切的态度接待围孕期人员，主动与他们交流，介绍自己、主管医师、责任护士等。对他们进行产前宣教、母乳喂养知识指导并发放材料以及进行各类健康知识的宣教。

第三节　面对面围孕健康促进（1对1咨询和集体宣教）准则及注意事项

（1）自愿原则，避免强制。

（2）保密原则，是咨询服务提供者必须恪守的基本准则，也是与服务对象保持信任关系的基本条件。

（3）建立平等友好信赖关系原则，只有尊重对方，平等相待，才能提高咨询效果。

（4）坚定需求原则，避免主动指出服务对象存在的问题。

（5）调动参与原则，着力调动对方的参与意识和主观能动性，促使对方主动思考，进行自我分析、自我批判，从而接受新的知识，树立新的态度。

（6）接触限制原则，接触只能限于咨询服务内。

（7）伦理原则，必须遵循普遍认同的伦理规范与价值观。在健康咨询过程中，遵循健康咨询的基本模式（"5A模式"）：①评估（Ask/Assess）；②劝告（Advise）；③达成共识（Agree），指根据患者的兴趣、能力共同设定一个改善健康/行为的目标；④协助（Assist），为患者找出行动可能遇到的障碍，帮助确定正确的策略、解决问题的技巧及获得社会支持；⑤安排随访。

第四节 围孕保健知识传播（含网络、微信平台发文）准则及注意事项

我国积极推进互联网＋医学科普工作的开展，已经形成了一定的医学科普模式，但是具体在客观发展过程中，缺乏整体规划，虽然出台了一些具体的措施和方案，但是都缺乏系统性和针对性，在这种情况下，我国医务工作者需要立足现状，充分认识"互联网＋"的优势，不断推进医学科普宣传工作的质量提升，努力提高宣传工作的深度和广度。在互联网上进行围孕期的健康宣教知识的传播要遵循以下几个准则：

1.科学性 这是所有互联网健康教育应该遵守的第一条规则，所发布的文章及宣教的内容必须具有科学可寻性，不能脱离医学本质的真实，不能散布错误信息。

2.群众性 在"互联网＋"时代背景下，为了提升医学科普宣传的质量，需要以群众需求为导向，不断强化平台和机制的建设，支撑医学科普宣传工作的开展。相关建设工作的推进，要基于群众的需求，立足不同群体的需要，有针对性地构建丰富的资源库，注重提升宣传科普工作的针对性，并努力提升群众参与的积极性和扩展机会，强化互动沟通，形成更加快速、良性的科普宣传机制，有效支撑相关工作的开展和推进，只有这样，才能够为整体的互联网＋医学科普体系建设提供正确的发展方向，打下良好的基础。同时，借助互联网信息传播的便捷性和广泛性的特点，可以深入地搜集数据，并加以整合处理，能够有效提升医学科普宣传的有效性。

3.无商业性 想要有效提升"互联网＋"时代医学科普宣传的有效性，就需要立足互联网技术和医学科普宣传的特点，注意对关键环节的把控，不断提升科普宣传的质量，屏蔽相关的商业宣传，使得所宣传的内容更为权威及科学，纯净可信。

4.趣味性 在"互联网＋"时代，艺术的表达形式可以使得医学科普宣传的效用更高，在互联网医学科普宣传工作的开展中加入趣味的艺术元素，可使科普更为有趣，便于接受和理解。

第三章 围孕健康促进的服务流程及主要内容提纲

对于处于不同孕期的女性，有不同的服务流程以及健康宣教内容，以下是围孕健康促进服务流程。

第一节 围孕健康促进服务流程

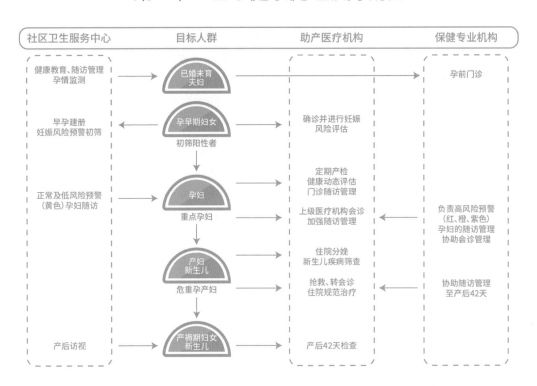

第二节 围孕健康指导员的工作职责及围孕健康促进服务内容

一、围孕健康指导员工作职责

采取面授咨询、集体宣教，充分发挥多媒体、网络、微信平台等多种方式，对院内建档孕产妇进行健康教育、普及健康保健知识、传播健康管理的理念，以提高妇幼的生存和生活质量，促进其全面发展、维护其生殖健康、提升人口素质和家庭幸福，从源头和基础上提高国民健康水平。

二、围孕健康指导员资质要求

围孕健康指导员应具备一定的医疗、教学、科研、预防和管理经验，擅长妇产科或辅助生殖科、围孕围产相关宣教工作，熟悉围孕健康促进服务流程并且具备优秀咨询技巧。理想的围孕健康指导员（爱心指导员）应是从事围孕期保健业务的医务工作者以及其他与围孕期保健有关的工作人员。

三、围孕健康指导员上岗要求

（1）经过系统培训，取得爱心指导员合格证。
（2）了解围孕期母体与胎儿正常生理变化，识别病理改变。
（3）了解出生缺陷防控相关知识及预防措施。
（4）掌握并具有指导围孕期女性孕期健康保健措施的能力。
（5）具有促进围孕期女性应用围孕期健康保健措施的信心和决心。

四、健康促进服务过程中应提供的主要信息

（一）关键信息

（1）未怀孕时即应进行健康指导。
（2）备孕期即开始落实健康指导措施。
（3）坚持和正确使用健康指导方法。

（二）信息范围

（1）提供育龄女性孕前、孕期、产后保健知识。
（2）提供具有基础性疾病及家族性疾病史孕妇预防的相关保健知识。
（3）提供辅助生殖技术助孕的女性相关的保健知识。
（4）提供男性备孕期保健知识及围孕期注意事项。
（5）提供孕期合并症及并发症相关保健知识。

五、围孕健康促进服务内容

围孕健康促进服务包括孕前、孕期、分娩期、产褥期的全程系列保健服务。

（一）孕前保健

孕前保健是指为准备妊娠的夫妇提供以健康教育与遗传咨询、孕前医学检查、健康状况评估和健康指导为主要内容的系列保健服务。

（二）孕期保健

孕期保健是指从确定妊娠之日开始起至临产前，为孕妇及胎儿提供的系列保健服务。对妊娠应当做到早诊断、早检查、早保健。尽早发现妊娠合并症及并发症，及早干预。开展出生缺陷产前筛查和产前诊断。

1. 孕期保健内容　包括健康教育与咨询指导、全身体格检查、产科检查及辅助检查等，根据各孕期保健要点提供其他特殊辅助检查项目，其中辅助检查包括基本检查项目（为保证母婴安全基本的、必要的检查项目）和建议检查项目（根据当地疾病流行状况及医疗保健服务水平等实际情况确定）。

2. 孕期检查次数　根据目前我国孕期保健的现状和产前检查项目的需要，常规推荐的产前检查孕周分别为：妊娠 $6 \sim 13$ 周$^{+6}$，$14 \sim 19$ 周$^{+6}$，$20 \sim 24$ 周，$25 \sim 28$ 周，$29 \sim 32$ 周，$33 \sim 36$ 周，$37 \sim 41$ 周。共 $7 \sim 11$ 次。有高危因素孕妇，酌情增加次数。

3. 初诊和复诊内容　依据孕妇到医疗保健机构接受孕期检查的时机，孕期保健分为初诊和复诊。

（1）初诊

1）确定妊娠和核实孕周，为每位孕妇建立孕产期保健卡（册），将孕妇纳入孕产期保健系统管理。

2）详细询问孕妇基本情况、现病史、既往史、月经史、生育史、避孕史、个人史、夫妇双方家族史和遗传病史等。

3）测量身高、体重及血压，进行全身体格检查。

4）建议早孕期进行盆腔超声检查。孕中期或孕晚期初诊者，在进行常规产科检查同时建议行阴道检查，同时进行产科检查。

5）辅助检查。

- 基本检查项目：血常规、血型、尿常规、阴道分泌物、肝功能、肾功能、乙肝表面抗原、梅毒血清学检测、艾滋病病毒抗体检测。
- 建议检查项目：血糖测定、宫颈脱落细胞学检查、沙眼衣原体及淋球菌检测、心电图等。根据病情需要适当增加辅助检查项目。

（2）复诊

1）询问孕期健康状况，查阅孕期检查记录及辅助检查结果。

2）进行体格检查、产科检查（体重、血压、宫高、胎心、胎位等）。

3）根据相应孕周进行常规检查，根据病情需要适当增加辅助检查项目。

4）进行相应时期的孕期保健。

4. 确定保健重点　根据妊娠不同时期可能发生的危险因素、合并症、并发症及胎儿发育等情况，确定孕期各阶段保健重点。

（1）孕早期（妊娠 12 周$^{+6}$ 前）

1）按照初诊要求进行问诊和检查。

2）进行保健指导，包括讲解孕期检查的内容和意义，给予营养、心理、卫生（包括口腔卫生等）和避免致畸因素的指导，提供疾病预防知识，告知产前筛查及产前诊断的重要意义和最佳时间等，建议开展早孕期筛查及携带者筛查。

3）筛查孕期危险因素，发现高危孕妇，并进行专案管理。对有合并症、并发症的孕妇及时诊治或转诊，必要时请专科医生会诊，评估是否适于继续妊娠。

（2）孕中期（妊娠 $13 \sim 27$ 周$^{+6}$）

1）按照初诊或复诊要求进行相应检查。

2）了解胎动出现时间，绘制妊娠图。

3）重点筛查胎儿畸形，对需要做产前诊断的孕妇应当及时转诊到具有产前诊断资质的医疗保健机构进行检查。

4）特殊辅助检查。

- 基本检查项目：妊娠 $16 \sim 24$ 周超声筛查胎儿畸形。
- 建议检查项目：妊娠 $16 \sim 20$ 周知情选择进行唐氏综合征筛查；妊娠 $24 \sim 28$ 周进行妊娠糖尿病筛查。

5）进行保健指导，包括提供营养、心理及卫生指导，告知产前筛查及产前诊断的重要性等。提倡适量运动，预防及纠正贫血。有口腔疾病的孕妇，建议到口腔科治疗。

6）筛查危险因素，对发现的高危孕妇及高危胎儿应当专案管理，监测、治疗妊娠合并症及并发症，必要时转诊。

（3）孕晚期（妊娠 28 周及以后）

1）按照初诊或复诊要求进行相应检查。

2）继续绘制妊娠图。妊娠 36 周前后估计胎儿体重，进行骨盆测量，预测分娩方式，根据孕期风险评估指导其选择合适的助产医疗机构。

3）特殊辅助检查

- 基本检查项目：进行一次肝功能、肾功能复查。
- 建议检查项目：妊娠 36 周后进行胎心电子监护及超声检查等。

4）进行保健指导，包括孕妇自我监测胎动，纠正贫血，提供营养、分娩前心理准备、临产先兆症状、提倡住院分娩和自然分娩、婴儿喂养及新生儿护理等方面的指导。

5）筛查危险因素，发现高危孕妇应当专案管理，进行监测、治疗妊娠合并症及并发症，必要时转诊。

（三）分娩期保健

分娩期应当对孕产妇的健康情况进行全面了解和动态评估，加强对孕产妇与胎儿的全产程监护，积极预防和处理分娩期并发症，及时诊治妊娠合并症。

1. 全面了解孕产妇情况

（1）接诊时详细询问孕期情况、既往史和生育史，进行全面体格检查。

（2）进行胎位、胎先露、胎心率、骨盆检查，了解宫缩、宫口开大及胎先露下降情况。

（3）辅助检查

1）全面了解孕期各项辅助检查结果。

2）基本检查项目：血常规、尿常规、凝血功能、血型、肝肾功能。

3）建议入院后乙肝表面抗原、梅毒血清学检测、艾滋病等相关传染性疾病的检测，并做好母婴阻断，并根据病情需要适当增加其他检查项目。

（4）快速评估孕妇健康、胎儿生长发育及宫内安危情况；筛查有无妊娠合并症与并发症，以及胎儿有无宫内窘迫；综合判断是否存在影响阴道分娩的因素；接诊的医疗保健机构根据职责及服务能力，判断能否承担相应处理与抢救，及时决定是否转诊。

（5）及早识别和诊治妊娠合并症及并发症，加强对高危产妇的监护，密切监护产妇生命体征，及时诊治妊娠合并症，必要时转诊或会诊。

2. 进行保健指导

（1）产程中应当以产妇及胎儿为中心，提供全程生理及心理支持、陪伴分娩等人性化服务。

（2）鼓励阴道分娩，减少不必要的人为干预。

3. 对孕产妇和胎婴儿进行全产程监护

（1）及时识别和处理难产

1）严密观察产程进展，正确绘制和应用产程图，尽早发现产程异常并及时处理。无处理难产条件的医疗保健机构应当及时予以转诊。

2）在胎儿娩出前严格掌握缩宫素应用指征，并正确使用。

3）正确掌握剖宫产医学指征，严格限制非医学指征的剖宫产术。

（2）积极预防产后出血

1）对有产后出血危险因素的孕产妇，应当做好防治产后出血的准备，必要时及早转诊。

2）胎儿娩出后应当立即使用缩宫素，并准确测量出血量。

3）正确、积极处理胎盘娩出，仔细检查胎盘、胎膜、产道，严密观察子宫收缩情况。

4）产妇需在分娩室内观察 2 h，由专人监测生命体征、宫缩及阴道出血情况。

5）发生产后出血时，应当及时查找原因并进行处理，严格执行产后出血的抢救常规及流程。若无处理能力，应当及时会诊或转诊。

（3）积极预防产褥感染

1）助产过程中须严格无菌操作。进行产包、产妇外阴、接生者手和手臂、新生儿脐带的消毒。

2）对有可能发生产褥感染的产妇要合理应用抗生素，做好产褥期卫生指导。

（4）积极预防新生儿窒息

1）产程中密切监护胎儿，及时发现胎儿窘迫，并及时处理。

2）胎头娩出后及时清理呼吸道。

3）及早发现新生儿窒息，并及时复苏。

4）所有助产人员及新生儿科医生，均应当熟练掌握新生儿窒息复苏技术，每次助产均须有 1 名经过新生儿窒息复苏培训的人员在场。

5）新生儿窒息复苏器械应当完备，并处于功能状态。

（5）积极预防产道裂伤和新生儿产伤

1）正确掌握手术助产的指征，规范实施助产技术。

2）认真检查软产道，及早发现损伤，及时修补。

3）对新生儿认真查体，及早发现产伤，及时处理。

（6）在不具备住院分娩条件的地区，家庭接生应当由医疗保健机构派出具有执业资质的医务人员或依法取得家庭接生员技术合格证书的接生员实施。家庭接生人员应当严格执行助产技术规范，实施消毒接生，对分娩后的产妇应当观察 2～4 h，发现异常情况及时与当地医疗保健机构联系并进行转诊。

（四）产褥期保健

1. 住院期间保健

（1）产妇保健

1）正常分娩的产妇至少住院观察 24 h，及时发现产后出血。

2）加强对孕产期合并症和并发症的产后病情监测。

3）创造良好的休养环境，加强营养、心理及卫生指导，注意产妇心理健康。

4）做好婴儿喂养及营养指导，提供母乳喂养的条件，进行母乳喂养知识和技能、产褥期保健、新生儿保健及产后避孕指导。

5）产妇出院时，进行全面健康评估，对有合并症及并发症者，应当转交产妇住地的医疗保健机构继续实施高危管理。

（2）新生儿保健

1）新生儿出生后 1 h 内，实行早接触、早吸吮、早开奶。

2）对新生儿进行全面体检和胎龄、生长发育评估，及时发现异常，及时处理。做好出生缺陷的诊断与报告。

3）加强对高危新生儿的监护，必要时应当转入有条件的医疗保健机构进行监护及治疗。

4）进行新生儿疾病筛查及预防接种。

5）出院时对新生儿进行全面健康评估。对有高危因素者，应当转交当地医疗保健机构实施高危新生儿管理。

2. 产后访视

产后 3～7 天、28 天分别进行家庭访视 1 次，出现母婴异常情况应当适当增加访视次数或指导及时就医。

（1）产妇访视

1）了解产妇分娩情况、孕产期有无异常以及诊治过程。

2）询问一般情况，观察精神状态、面色和恶露情况。

3）监测体温、血压、脉搏，检查子宫复旧、伤口愈合及乳房有无异常。

4）提供喂养、营养、心理、卫生及避孕方法等指导。关注产后抑郁等心理问题。督促产后 42 天进行母婴健康检查。

（2）新生儿访视

1）了解新生儿出生、喂养等情况。

2）观察精神状态、吸吮、哭声、肤色、脐部状况、臀部状况及四肢活动等。

3）听心肺，测量体温、体重和身长。

4）提供新生儿喂养、护理及预防接种等保健指导。

3. 产后 42 天健康检查

（1）产妇

1）了解产褥期基本情况。

2）测量体重、血压，进行盆腔检查，了解子宫复旧及伤口愈合情况。

3）对孕产期有合并症和并发症者，应当进行相关检查，提出诊疗意见。

4）提供喂养、营养、心理、卫生及避孕方法等指导。

（2）婴儿

1）了解婴儿基本情况。

2）测量体重和身长，进行全面体格检查，如发现出生缺陷，应当做好登记、报告与管理。

3）对有高危因素的婴儿，进行相应的检查和处理。

4）提供婴儿喂养和儿童早期发展及口腔保健等方面的指导。

（五）高危妊娠健康宣教内容

（1）在妊娠各期均应当对孕产妇进行危险因素筛查，发现高危孕产妇及时纳入高危孕产妇管理系统。

（2）对每一例高危孕产妇均要进行专册登记和管理、随访。

（3）对本级不能处理的高危孕产妇，应当转至上级医疗保健机构进行进一步检查并确诊。对转回的孕产妇应当按照上级医疗保健机构的处理意见进行观察、治疗与随访。

（4）危重孕产妇转诊前，转诊医疗机构应当与接诊医疗保健机构联系，同时进行转诊前的初步处理，指派具备急救能力的医师护送孕产妇，并携带相关的病情资料。

（5）县（市、区）级以上医疗保健机构应当开设高危门诊，指派具有较丰富临床经验的医生承担会诊、转诊，并作好记录。及时将转诊评价及治疗结果反馈至转诊单位。成立多学科专家组成的抢救组，承担危重孕产妇的抢救工作。

（6）各级妇幼保健机构应当全面掌握辖区内高危孕产妇诊治及抢救情况，对高危孕产妇的追踪、转诊工作进行监督管理，按照要求逐级上报。

中篇　围孕期知识

第四章　围孕期母亲保健

第一节　营养缺乏症

妇女妊娠以后，每日所吃的食物除维持自身的机体代谢所需外，还要供给体内胎儿生长发育所需。人体营养素包括宏量营养素和微量营养素，前者又称为产能营养素，包括脂肪、蛋白质、碳水化合物；后者包括各种必需的维生素和矿物质。营养作为最重要的环境因素，对母亲与子代的近期和远期健康都将产生至关重要的影响。

妊娠期是孕育生命的关键时期，只有充足的营养才能保证胎儿的成长发育质量；合理的膳食结构对孕产妇和胎儿健康均具有积极意义，能够减少孕产妇孕期合并症，最大程度确保孕产妇和新生儿的健康状况。

随着现代生活质量的提高，孕妇越来越注重营养物质的摄入，但多数孕妇对于孕期营养的认知存在诸多误区，使得孕妇营养摄入不均衡。

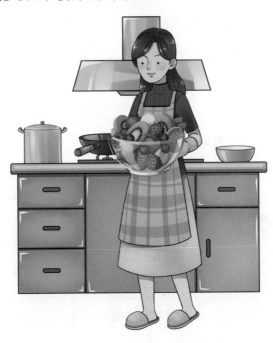

一、什么是营养缺乏症

营养问题（营养失衡）包括营养过剩和营养缺乏两大类。其中，营养缺乏症（nutritional deficiency）是人体由于摄入营养素不足如维生素缺乏、蛋白质缺乏、微量元素不足而引起各种疾病症状。近年来，由于营养素的功能性检查日趋完备，各种营养缺乏已受到重视。应特别注意的是，人体在不同的发育时期对营养的需要量是不同的，有时相当敏感，如果此时供给不足或不合理，容易导致各种营养缺乏症。

营养过剩表现为超重和肥胖，但营养过剩的女性同样存在缺乏多种维生素和矿物质的风险。肥胖患者虽然摄入卡路里超标（产能营养素），但其多元营养素（多种维生素和矿物质）的摄入量低于推荐量，如有研究报道肥胖女性微量营养素缺乏率分别如下：铁 12.6%，钙 3.3%，磷 2.3%，锌 15.7%，维生素 B_{12} 10.6%，维生素 D 71.7%。

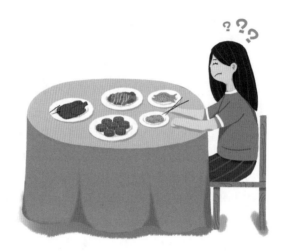

二、孕期营养缺乏造成的影响

（1）孕妇机体营养水平过低，如叶酸缺乏容易使胎儿患出生缺陷或使自然流产风险增加。

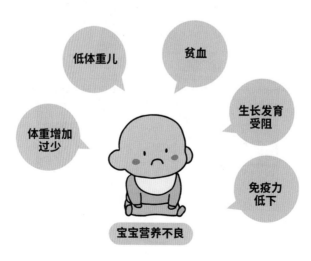

（2）钙元素不足时，有可能会增加妊娠高血压发生率，胎儿也会因此发生先天性佝偻病。

（3）铁含量过少容易使孕产妇贫血，减低输氧能力，不利于宫内胎儿发育，甚至引起宫内缺氧，危及胎儿安全，不得不提前剖宫产分娩。

三、诊断及治疗要点

首先，备孕的女性很有必要做全面的孕前检查，尤其是正在节食减肥的准妈妈，有控糖和限制动物脂肪摄入等经历者也常常存在贫血等症状，提前做检查可以发现体内营养成分的不足，有必要遵医嘱进行营养补充，并调节日常饮食和生活，针对自己身体里含量较低的营养物质予以重点加强补充。

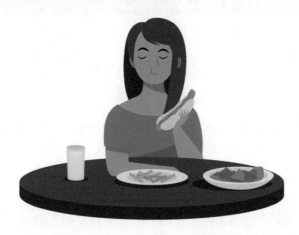

其次，孕期定期产检，关注孕前、孕中期、孕晚期等各个妊娠时间段的营养状况和体重状况。围产期营养健康教育干预要贴合孕产妇的实际情况，营养健康干预方法需科学、合理，保证妊娠期的饮食结构合理，对不良饮食习惯予以改善，避免出现孕期营养缺乏或过剩的情况。营养均衡摄入，能够减少妊娠期合并症的出现。

四、营养缺乏症相关妊娠期疾病

1. 贫血　其主要原因是铁、叶酸或维生素 B_{12} 缺乏，妊娠期贫血不仅影响孕妇健康，而且影响胎儿生长发育以及出生后的神经行为和智力水平。即使发生轻、中度贫血时，孕妇对分娩、手术和麻醉的耐受能力也降低，另外，可因心肌缺氧导致贫血性心脏病；对失血耐受性降低，降低产妇抵抗力，容易并发产褥感染。世界卫生组织资料表明，贫血使全世界每年数十万孕产妇死亡。

2. 妊娠高血压疾病　是一种特殊的妊娠期疾病，是导致母婴死亡的重要原因之一。其确切病因尚不清楚，但一般认为与遗传因素、免疫因素、血管内皮细胞受损，以及贫血、低蛋白血症、高脂血症等因素有关。妊娠高血压疾病可引起全身各器官的变化，若不及时诊治，易造成不良后果。

3. 不良妊娠结局　营养缺乏症与女性的流产、早产和胎膜早破密切相关，严重缺乏蛋白质、维生素和微量元素可引起流产；孕妇饮食中铜离子的减少可降低成纤维细胞胶原纤维的合成，增加胎膜早破的发生率；另外，孕妇血清锌浓度降低可导致延期妊娠。孕产妇营养缺乏症也会导致胎儿出生缺陷、新生儿窒息、死胎等。

五、临床咨询

（1）关注体重增长状况

孕前 BMI	孕前低体重 BMI<18.5kg/m²	正常体重 BMI:18.5~24.9kg/m²	超重 BMI:25.0~29.9kg/m²	肥胖 BMI:≥30kg/m²
孕期增长体重	12.5~18.0kg	11.5~16.0kg	7.0~11.5kg	5.0~9.0kg

（2）孕期的膳食以清淡、易消化吸收为宜。孕妇应当尽可能选择自己喜欢的食物，每天多餐。

（3）保证蛋白质的摄入量，孕妇可适当补充奶类、蛋类、豆类、硬果类食物。建议孕中期每天增加鱼禽肉蛋共计 50 g，孕晚期再增加 75 g 左右。

（4）在孕前和孕期注意摄入叶酸，因为叶酸关系到胎儿的神经系统发育。若怀孕时缺乏叶酸，容易造成胎儿神经管缺陷，许多天然食物中含有丰富的叶酸。

（5）维生素的供给要充足。如果准妈妈的妊娠反应严重影响了正常进食，可在医生建议下适当补充复合维生素片。

（6）荤素兼备、粗细搭配，食物品种多样化。避免挑食、偏食，防止矿物质及微量元素的缺乏。

（7）注意适当补充含铁丰富的食物，如动物肝、血和牛肉等，预防缺铁性贫血。补充维生素 C 能增加铁的吸收。

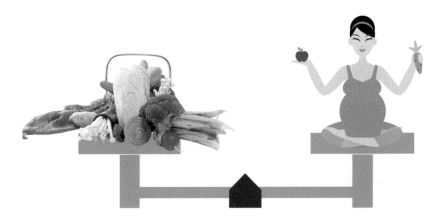

（8）孕妇对钙的需求有所增加，应多食用含钙较多的食物，如奶类、豆制品、虾皮和海带等。

六、孕期营养中的不科学观点

（一）认为食补是孕期补充营养最好的方式

虽然孕期的饮食均衡搭配很关键，但是仅靠饮食，是无法完全满足孕妇及胎儿的营养需要的。比如，日常的饮食无法补充足够量的钙和铁，而缺钙会导致孕妇出现腰酸、腿痛、骨质疏松等，甚至使得生产后乳汁分泌不足，而缺铁会使孕妇贫血。因此在怀孕前，建议女性先进行全身检查，遵医嘱提前开始备孕，根据自己目前的身体状况有针对性选择营养摄入标准及摄入方式。

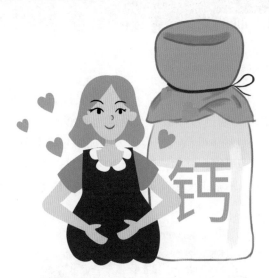

（二）认为孕期需要多喝汤

很多人家庭生活中都会有煲汤、喝汤的习惯，认为长时间炖煮会将食材营养全部融入汤水中。而在怀孕后，同样会让孕妇喝大量汤水以补充营养。其实汤水中仅可融入少部分水溶性营养，大部分营养物质仍在食材里，若孕妇大量喝汤后可能会影响其食材摄入量，长时间可能会增加其营养不良发生风险；而对于鱼汤、大骨汤等奶白色汤汁而言，汤水中存在大量脂肪，长时间饮用会影响孕妇血脂水平，影响其体重控制能力。因此，孕期可以喝汤，但要适量，需要注意保证汤水与正常食材摄入量的平衡，才能够保证孕妇及胎儿营养稳定。

（三）认为在孕期营养补充越多越好

虽然在孕期缺乏营养会导致胎儿发育受限，但这并不意味着营养摄入越多越好，还需根据自己的身体状况，适量摄入。产能的营养素如糖类、脂肪、蛋白质摄入过量容易使得孕妇体重增长过快，胎儿发育过大，使后期分娩难度增加，还有可能会难产，增加分娩风险。此外，糖类（包括主食）摄入过量还有可能使孕妇患上妊娠糖尿病。

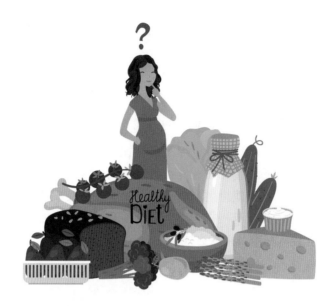

（四）认为怀孕后再补充营养就好

这是非常错误的认知，对于孕妇而言，最有代表性且重要的营养物质便是叶酸，但已经有研究证实，仅靠孕期进行叶酸补充是远远不够的，至少需要在怀孕前 3 个月就开始补充叶酸，因为一旦缺少叶酸，便会大大增加胎儿患上兔唇、神经畸形和先天性心脏病等疾病的风险。同理可得，其他营养物质也不例外，提前做好备孕工作尤为重要，趁早开始，便能有备无患，不至于发生问题时慌乱，这也是优生优育的基础工作。

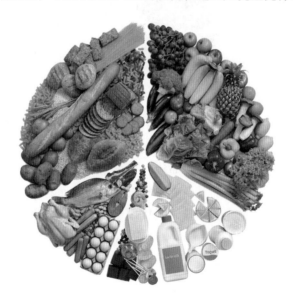

参考文献

［1］李阳 . 在围产期对孕产妇开展营养健康教育对减少妊娠期合并症的意义［J］. 中国社区医师，
　　2021，37（14）：170-171.

［2］蒋娣 . 孕妇体质量和孕期营养状况与妊娠结局的相关性［J］. 护理实践与研究，2021，10：1428-
　　1431.

［3］梁红霞，林锋，蔡慧清.孕期体重科学管理对妊娠结局影响的临床研究［J］.中国妇幼保健，2015，29：4954-4955.

［4］范子田，杨慧霞.妊娠期营养不良对后代的远期影响［J］.中华围产医学杂志，2005，04：278-281.

［5］刘敏.孕期营养护理管理对产妇妊娠结局的影响［J］.中国继续医学教育，2021，18：189-192.

［6］罗佳.孕期营养补充四大误区［N］.医师报，2021-03-18.C01.

［7］中华医学会，中华医学会杂志社，中华医学会全科医学分会，等.肥胖症基层诊疗指南（实践版·2019）［J］.中华全科医师杂志，2020，19（2）：102-107.

第二节　妊娠并发症

一、妊娠高血压疾病

妊娠高血压疾病（hypertensive disorders of pregnancy）是妊娠与血压升高并存的一组疾病，严重影响母婴健康，是孕产妇和围产儿病死率升高的主要原因。妊娠高血压疾病的发病率为 5%～10%，我国北方和西部地区发生率较高。在美国子痫前期的患病率约为 3.4%，常见于初产妇。晚发型子痫前期（≥34 周）的患病率高于早发型子痫前期（＜34 周）的患病率（2.7% *vs.* 0.3%），而且该疾病发生率与孕产妇年龄及产次有关。在世界范围内，孕产妇直接产科因素造成的孕产妇死亡中有 10%～15% 与妊娠高血压疾病有关。

（一）定义

妊娠高血压疾病是指妊娠与血压升高并存的一组疾病，包括妊娠高血压、子痫前期、子痫、妊娠合并慢性高血压和慢性高血压并发子痫前期，是产科常见疾患。该组疾病临床表现多样，包括血压升高、蛋白尿、水肿、全身多脏器损害，严重者可出现抽搐（子痫）、昏迷等。

（二）妊娠生理

本病的基本病理生理变化是全身小血管痉挛。动脉收缩导致血流阻力以及动脉压力升高；血管痉挛，局部组织缺氧；血管内皮损害导致出血、组织坏死，以及其他终末器官功能障碍。

1. 脑　脑血管痉挛，通透性增加，脑水肿、充血，局部缺血、血栓形成及出血等。患者可出现昏迷、视力下降、视物模糊、头痛等症状。

2. 肾脏　肾小球扩张，内皮细胞肿胀，纤维素沉积于内皮细胞。血浆蛋白自肾小球漏出形成蛋白尿。蛋白尿的多少标志着疾病的严重程度。由于血管痉挛，肾血流量及肾小球滤过率下降，血尿酸浓度升高，血肌酐上升。肾功能严重损害可致少尿、肾衰竭。

3. 肝脏　肝细胞受损，各种转氨酶水平升高。肝的特征性损伤是门静脉周围出血，严重时门静脉周围坏死。肝包膜下血肿形成，亦可发生肝破裂危及母儿生命。临床表现为上腹不适，重症者右上腹疼痛。

4. 心血管　血管痉挛，血压升高，外周阻力增加，心排血量减少，心血管系统处于低排高阻状态，加之内皮细胞活化使血管通透性增加，血管内液进入细胞间质，导致心肌缺血、间质水肿、心肌点状出血或坏死、肺水肿，严重者心力衰竭。

5. 血液　①血容量：血液浓缩，血细胞比容上升。当血细胞比容下降时，多合并贫血或红细胞受损或溶血。②凝血功能异常：子痫前期常伴有凝血因子激活或变异所致的高凝血状态，特别是重症患者可发生微血管病性溶血。

6. 内分泌及代谢　水钠潴留，加之低蛋白血症，出现水肿。子痫者可有酸中毒。

7. 子宫胎盘血流灌注　血管痉挛致胎盘灌注下降，滋养细胞侵入子宫螺旋动脉重铸不足，加之胎盘血管急性动脉粥样硬化，使胎盘功能下降，胎儿生长受限，胎儿窘迫。若胎盘床血管破裂可致胎盘早剥。

（三）诊断及治疗要点

诊断主要依据病史、临床症状、体征及辅助检查。

（1）血压升高：测量血压前被测者至少安静休息 5 min。测量取坐位或卧位，注意肢体放松，袖带大小合适。通常测量右上肢血压，袖带应与心脏处于同一水平。妊娠高血压定义为同一手臂至少 2 次测量的收缩压 ≥ 140 mmHg 和（或）舒张压 ≥ 90 mmHg。对首次发现血压升高者，应间隔 4 h 或以上复测血压，如 2 次测量均为收缩压 ≥ 140 mmHg 和（或）舒张压 ≥ 90 mmHg，诊断为高血压。严重高血压孕妇收缩压 ≥ 160 mmHg 和（或）舒张压 ≥ 110 mmHg 时，间隔数分钟重复测定后即可诊断。

（2）尿蛋白：在排除肾脏或自身免疫性疾病后，中段尿发现尿蛋白阳性或 24 h 尿蛋白定量 ≥ 0.3 g。当妊娠高血压同时伴有蛋白尿，或者虽然无蛋白尿，但是合并以下任何一项，可诊断为子痫前期：血小板减少（< 100×10^9/L）、肝功能损害（血清转氨酶水平为正常值 2 倍以上）、肾功能损害（血肌酐水平大于 1.1 mg/dl 或达正常值 2 倍以上）、肺水肿、新发生的中枢神经系统或视觉障碍。

（3）重度子痫前期除高血压及尿蛋白外，还可能导致多器官受累，如中枢神经系统或视觉障碍、肺水肿、肝肾功能受损、血小板减少等。

（4）子痫患者发病前常有子痫前期的症状，然后出现抽搐、面部充血、口吐白沫、深昏迷；随之深部肌肉僵硬，很快发展成典型的高张阵挛惊厥、有节律的肌肉收缩和紧张，持续 1 ~ 1.5 min，其间患者无呼吸动作；此后抽搐停止，呼吸恢复，但患者仍昏迷，最后意识恢复，但易激怒。

妊娠高血压疾病治疗的目的是控制病情、延长孕周、确保母儿安全。治疗基本原则是休息、镇静、解痉，有指征地降压、利尿，密切监测母胎情况，适时终止妊娠。应根据病情轻重分类，进行个体化治疗。妊娠高血压应予休息、镇静、监测母胎情况等对症处理，酌情降压治疗。子痫前期应镇静解痉，预防抽搐，有指征地降压、利尿，密切监测母胎情况，预防和治疗严重并发症，适时终止妊娠。子痫应控制抽搐，预防并发症，病情稳定后终止妊娠。妊娠合并慢性高血压以降压治疗为主，注意预防子痫前期的发生。慢性高血压并发子痫前期：兼顾慢性高血压和子痫前期的治疗。

（四）临床咨询

1. 妊娠高血压疾病的预测　子痫前期的预测对早防早治、降低母胎死亡率有重要意义，目前对于疾病的预测主要通过高危因素、孕妇血清生化指标和子宫动脉多普勒血流检测进行。仅仅通过临床指标对疾病预测较为有限，生物标志物有助于预测疾病的发生，如血管生成相关因子 sFlt-1（可溶性 fms 样酪氨酸激酶 -1）和 PlGF（胎盘生长因子）在胎盘功能障碍中起重要作用，妊娠并发症发生前几周可检测到其水平的改变。其比值（sFlt-1/PlGF 比值）可促进早发型和晚发型子痫前期的预测。子宫动脉超声可预测小于 50% 的早发型子痫前期，子宫动脉超声与其他指标联合使用时预测效能显著增加至 75%。目前对于妊娠高血压疾病尚无预测金标准，需联合多指标进行预测，提高预测准确率。

2. 妊娠高血压疾病的预防　对于钙摄入低的人群（< 600 mg/d），建议适当补钙（1.5 ～ 2.0 g/d）以预防子痫前期的发生。对存在子痫前期复发风险如存在子痫前期史（尤其是较早发生子痫前期史或重度子痫前期史），可以在妊娠早中期（妊娠 12 ～ 16 周）开始服用阿司匹林，可维持到孕 36 周。妊娠期应适度锻炼，合理安排休息，规律饮食保证营养全面均衡，养成良好生活习惯，戒烟戒酒。妊娠前积极控制体重，将体重指数（BMI）控制在 18.5 ～ 24.0 kg/m²，以减低再次妊娠时发病风险并利于长期健康。

3. 妊娠高血压疾病的预后　妊娠高血压一般在产后 12 周内可以恢复正常，远期预后高血压发生风险增高，并且与高血压相关的心血管疾病、高脂血症、慢性肾脏病、糖尿病发生风险也增高。子痫前期及子痫的预后中，有重度子痫前期及子痫病史的孕产妇，其不良妊娠结局的发生风险增高；且发生慢性高血压的风险增高。子痫患者再次妊娠出现子痫复发的风险高。子痫患者可出现继发于脑出血以及脑缺血的神经系统损伤，并可能持续存在，这是造成死亡的主要原因。子痫患者胎儿及新生儿死亡的主要原因包括早产、胎盘早剥以及严重的宫内缺氧。

（五）咨询注意事项

1. 及时就医　妊娠高血压疾病严重时可危及母儿生命，因此一旦出现下列情况，需要及时就医：下肢水肿并逐渐加重；持续性头痛、视物模糊；突然出现抽搐或昏迷。怀孕前有高血压病史，或者怀孕期间首次检查发现高血压，需要进行进一步检查。医生根据患者的病史、临床表现、体征及辅助检查即可做出诊断，同时医生会检查患者有无并发症，了解此次怀孕后高血压、尿蛋白、头痛、视物模糊、上腹疼痛、少尿、抽搐等症状是否出现以及出现的时间及严重程度；怀孕前是否有高血压、肾、糖尿病、自身免疫性疾病、血栓性疾病病史等；是否有妊娠高血压疾病病史或家族史。

2. 日常病情监测　妊娠高血压疾病患者应在家中自备血压计，以便于了解血压的总体情况。注意有无特殊症状，如头痛、眼花、胸闷、腹部疼痛、胎动情况、阴道流血、尿量等。定期产检，配合医生进行必要的辅助检查，如尿常规、24 h 尿蛋白定量、肝肾功能、凝血功能、产科超声检查等。

3. 产后处理　产后子痫多发生于产后 24 h 直至 10 日内，故产后不应放松对子痫的预防。子痫前期患者产后 3～6 天是产褥期血压高峰期，高血压、蛋白尿等症状仍可能反复出现甚至加重，因此，此期间仍应每天监测血压及尿蛋白。产后新发高血压伴头痛或视物模糊，建议给予解痉降压治疗，哺乳期可继续应用产前使用的降压药物，禁用血管紧张素转化酶抑制剂和血管紧张素受体阻滞剂（卡托普利、依那普利除外）。患者在重要脏器功能恢复正常后方可出院。产后 6 周患者血压仍未恢复正常者，应于产后 12 周再次复查血压，以排除慢性高血压，必要时建议于内科就诊。

二、妊娠合并糖尿病

由于对妊娠合并糖尿病筛查的重视，现妊娠合并糖尿病发病率逐渐提高，目前妊娠糖尿病的患病率已经达到了 17.5%～25%，并开始呈现年轻化趋势。妊娠与糖尿病相互影响，可发生很多近期和远期并发症，对产前、产时及产后母儿均有较大危害，因此，加强对妊娠合并糖尿病的预防和诊治显得尤为重要。

（一）定义

妊娠合并糖尿病包括两大类，即糖尿病合并妊娠和妊娠糖尿病。糖尿病合并妊娠为孕前糖尿病（pregestational diabetes mellitus，PGDM）的基础上合并妊娠。妊娠糖尿病（gestational diabetes mellitus，GDM）是指妊娠前糖代谢正常，妊娠期才出现的糖尿病。妊娠合并糖尿病孕妇中 90% 以上为 GDM。

（二）妊娠生理

妊娠期糖代谢的特点是胰岛素抵抗，在妊娠晚期胰岛素抵抗最强。胰岛素抵抗主要受胎盘分泌的激素影响，包括胎盘生乳素、雌激素、孕酮、催乳素、胎盘生长激素、皮质醇和胎盘胰岛素酶等。肿瘤坏死因子 α 和瘦素也可促进胰岛素抵抗，使母体血糖升高。

但在妊娠早期的后期阶段，相对较高的雌激素水平可能会暂时性地提高胰岛素敏感性，增加孕妇低血糖的风险，尤其是有恶心和呕吐的孕妇。在妊娠早中期，随着孕周的增加，胎儿对营养物质的需求增加，通过胎盘从母体获取葡萄糖是胎儿能量的主要来源，孕妇血浆葡萄糖水平随妊娠进展而降低，空腹血糖约降低 10%。

到妊娠中晚期，孕妇对胰岛素的敏感性随孕周增加而下降，为维持正常糖代谢水平，胰岛素需求量必须相应增加。对于胰岛素分泌受限的孕妇，妊娠期不能代偿这一生理变化而使血糖升高，出现 GDM 或使原有糖尿病加重。

（三）诊断和治疗要点

1. 诊断

（1）糖尿病合并妊娠（PGDM）

1）妊娠前已确诊为糖尿病的患者，妊娠时应诊断为 PGDM。

2）妊娠期任何时间的血糖升高达到以下任何一项标准，也可以诊断为 PGDM：

- 空腹血糖（fasting plasma glucose，FPG）≥ 7.0 mmol/L（126 mg/dl）；
- 75 g 口服葡萄糖耐量试验（oral glucose tolerance test，OGTT）：服糖后 2 h 血糖 ≥ 11.1 mmol/L（200 mg/dl）；
- 随机血糖≥ 11.1 mmol/L（200 mg/dl）并伴糖尿病症状。
- 糖化血红蛋白（glycohemoglobin，HbA1c）≥ 6.5%，但不推荐妊娠期常规用 HbA1c 进行糖尿病筛查。

（2）妊娠糖尿病（GDM）

1）诊断方法：已经诊断为糖尿病的孕妇除外，其他所有孕妇在妊娠 24～28 周做 75 g OGTT 检查。28 周后才开始产检的孕妇，首次产检时也要做 75 g OGTT 检查。

2）诊断标准：

- 正常孕妇血糖值：空腹及服糖后 1 h、2 h 的血糖值分别低于 5.1 mmol/L、10.0 mmol/L、8.5 mmol/L。
- 任意一点血糖值≥界值者诊断为 GDM。

2. 治疗

（1）孕妇血糖监测

1）血糖监测方法：孕妇可采用微量血糖仪自己监测血糖水平，也可根据情况按需进行连续动态血糖监测。

- 血糖监测次数：

新诊断的高血糖孕妇、血糖控制不良以及妊娠期应用胰岛素治疗的孕妇：每天监测血糖轮廓，即三餐前 30 min，三餐后 2 h 和夜间 22:00 血糖，共 7 次。

血糖控制稳定的孕妇：每周至少监测血糖轮廓 1 次。

不需要胰岛素治疗的 GDM 孕妇：每周至少监测 1 次全天血糖，包括空腹及三餐后 2 h 血糖，共 4 次。

- 连续动态血糖监测：使用专用的动态血糖监测系统，以便捷、无痛的方式记录患者的血糖变化，形成全天 24 h 的连续血糖图谱。主要用于血糖控制不理想的 PGDM 或血糖明显异常需要加用胰岛素的 GDM 孕妇。

2）孕前血糖控制目标：准备怀孕的糖尿病患者在避免低血糖发生的同时，尽量控制血糖水平使 HbA1c < 6.5%，使用胰岛素的患者 HbA1c 可 < 7.0%。

3）妊娠期血糖控制目标

- GDM 孕妇：餐前血糖≤ 5.3 mmol/L，餐后 2 h 血糖≤ 6.7 mmol/L，夜间血糖不低于 3.3 mmol/L。
- PGDM 孕妇：餐前、夜间血糖及 FPG 宜控制在 3.3～5.6 mmol/L，餐后峰值血糖 5.6～7.1 mmol/L，防止发生低血糖。
- 无低血糖风险的孕妇，HbA1c 控制在 6% 为最佳；若有低血糖倾向，HbA1c 控制在 7% 以内。

（2）孕妇并发症监测

1）妊娠高血压疾病：每次产检时应监测血压和尿蛋白，一旦发现血压升高和（或）出现尿蛋白，应做相应处理。

2）羊水过多：妊娠合并糖尿病孕妇羊水过多的发生率为13%～36%，此时测量宫高会较正常高，子宫张力升高。产检时可做B超检查了解羊水量。

3）糖尿病酮症酸中毒（diabetic ketoacidosis，DKA）：是妊娠期血糖控制不佳引起的严重并发症。表现为妊娠期出现不明原因恶心、呕吐、乏力、头痛甚至昏迷。检查血糖和酮体水平异常升高，血气分析提示酸中毒。

4）感染：容易发生呼吸道、泌尿道及生殖道感染，孕妇常有白带增多、外阴瘙痒，尿频、尿急、尿痛等表现。需定期做白带常规、尿常规等检查。

（3）胎儿监测

1）胎儿发育：妊娠中期可以做胎儿排畸超声。妊娠早期血糖未控制的孕妇，胎儿中枢神经系统和心脏发育畸形风险升高，有条件的话可以做胎儿超声心动图检查。

2）胎儿生长速度：妊娠合并糖尿病孕妇的胎儿容易因血糖控制不佳受高血糖刺激发生胎儿生长过大；在妊娠早期高血糖有抑制胚胎发育的作用，导致胚胎早期发育落后，当合并微血管病变时容易发生胎盘血管异常，从而引起胎儿生长过小。在28周以后，可以每3～4周进行一次超声检查，测量胎儿腹围和羊水量，了解有无巨大胎儿和胎儿生长受限的发生。尽量避免因巨大胎儿导致的难产、产道损伤、手术产及产后出血等母体并发症。

3）监测胎儿宫内发育状况：孕妇自数胎动；用胰岛素或口服降糖药物治疗的孕妇，从妊娠32周起，每周做1次胎儿监护。

4）促胎肺成熟：妊娠期血糖控制不满意以及需要提前终止妊娠时，应在计划终止妊娠前48 h使用促胎肺成熟的药物，常用的有地塞米松、倍他米松等。

（4）医学营养治疗：目的是使糖尿病孕妇的血糖控制在正常范围，保证孕妇和胎儿的合理营养摄入，减少母儿并发症的发生。营养治疗方案并非千篇一律，而是要个体化。

1）每日营养摄入总量：

● GDM孕妇根据自身的血糖水平、妊娠前体重和妊娠期体重的增长，计算适宜的每日营养摄入总量（表4-1）。切忌担忧血糖过高而少进食，否则不能满足孕妇

表4-1 孕妇每日能量摄入量和妊娠期体重增长标准

妊娠期体重指数（kg/m²）	能量系数[kcal/（kg·d）]	平均能量（kcal/d）	妊娠期体重增长值（kg）	妊娠中晚期每周体重增长值（kg）	
				均数	范围
＜18.5	35～40	2000～2300	12.5～18.0	0.51	0.44～0.58
18.5～24.9	30～35	1800～2100	11.5～16.0	0.42	0.35～0.50
≥25.0	25～30	1500～1800	7.0～11.5	0.28	0.23～0.33

* 妊娠早期平均体重增加0.5～2.0 kg；多胎妊娠者应在单胎基础上每日适当增加200 kcal能量摄入。体重指数＝体重（kg）/身高²（m²）

和胎儿的正常生理需求。

- PGDM 孕妇，一般在妊娠早期能量摄入建议每天不低于 1500 kcal，妊娠中晚期每天不低于 1800 kcal，1800 ～ 2200 kcal 较为合适。

2）饮食结构：碳水化合物的摄入占每日膳食总能量的 50% ～ 60%，蛋白质占 15% ～ 20%，脂肪占 25% ～ 30%，此外，每天摄入至少 28 g 的膳食纤维。

孕妇要均衡营养，饮食清淡，低脂少油。食物可以多选粗粮，多吃膳食纤维、新鲜的蔬菜、含糖量低的水果。烹饪方式尽量避免煎、炸、炒，可以选择蒸、煮的方式。

3）合理安排餐次

- 少量多餐，定时定量进餐。
- 早、中、晚三餐的能量并非平均分配，早餐占每天摄入总能量的 10% ～ 15%、中餐占 30%，晚餐占 30%。每次加餐的能量可以占 5% ～ 10%，有助于防止餐前过度饥饿。

（5）运动疗法：可以降低妊娠期基础胰岛素抵抗。

1）对于没有运动禁忌的孕妇每周保持 150 min 及以上的中等强度运动。

2）对于没有规律运动习惯的孕妇，运动时间可以从 10 min 开始，逐步延长至 30 ～ 40 min。

3）为了防止低血糖的发生，进食 30 min 后再运动。当血糖＜ 3.3 mmol/L 或＞ 13.9 mmol/L 时，要停止运动。

（6）药物治疗

胰岛素治疗

- 胰岛素种类：胰岛素制剂种类多，常用的胰岛素制剂包括超短效、短效、中效、长效和预混型胰岛素。

超短效胰岛素：如门冬胰岛素，特点是起效迅速，药效维持时间短，可有效控制餐后血糖水平。

短效胰岛素：如人型普通胰岛素，特点是起效快，剂量容易调整，可用于抢救糖尿病酮症酸中毒。

中效胰岛素：如中性鱼精蛋白锌胰岛素，特点是起效慢，药效持续时间长，降低血糖的强度弱于短效胰岛素。

长效胰岛素：如地特胰岛素，药效持续时间更长，低血糖的发生率更低，还可以控制妊娠期体重。可用于控制夜间血糖和餐前血糖。

预混型胰岛素：如诺和锐 30，是由短效胰岛素与中效胰岛素按不同比例混合的制剂，可有效控制餐后血糖水平，同时减少低血糖的发生。

- 治疗时机：

PGDM 孕妇：怀孕后首选的治疗药物就是胰岛素，口服降糖药对合并 1 型糖尿病的孕妇效果不佳，对合并 2 型糖尿病的孕妇通常无法改善胰岛敏感性。

GDM 孕妇：当妊娠期控制饮食、进行运动 3 ～ 5 天后，血糖控制仍不达标，或饮食控制后出现饥饿性酮症，增加进食血糖水平又超标时，要及时使用胰岛素。

- 治疗方案：目前应用最普遍也是最符合生理要求的胰岛素治疗方案，就是三餐前注射超短效、短效胰岛素，睡前注射中效、长效胰岛素。例如：睡前注射地特胰岛素控制夜间和餐前血糖，三餐前注射门冬胰岛素控制餐后血糖，具体用量要根据血糖水平调整。
- 注意事项：胰岛素用量从小剂量开始，之后逐渐调整。每次调整后观察 2～3 日判断疗效，每次以增减 2～4 U 或不超过胰岛素每天用量的 20%，直到血糖达标。妊娠中晚期对胰岛素需要量有不同程度增加，妊娠 32～36 周胰岛素需要量达高峰，妊娠 36 周后稍有下降，应根据血糖监测结果调整胰岛素用量。

（7）分娩时机和方式

1）分娩时机

- 不需要胰岛素治疗、血糖控制达标且没有并发症的 GDM 孕妇：严密监测，预产期仍未临产，需要计划分娩。
- PGDM 和胰岛素治疗的 GDM 孕妇：如果血糖控制良好，在严密监测下，38～39 周终止妊娠；血糖控制不满意或者有并发症，要根据病情决定分娩时机。
- 糖尿病伴发微血管病变或既往有不良孕产史的孕妇：要严密监护，分娩时机应个体化。

2）分娩方式

- 糖尿病并非剖宫产指征，有条件的孕妇可以阴道试产，但要制订分娩计划，产程中严密监测血糖、出入量及胎儿监护情况，避免产程过长。
- 剖宫产：当糖尿病伴有严重微血管病变、其他产科原因，例如胎儿偏大（尤其估计胎儿体重 ≥ 4000 g）或者以前发生过死胎、死产的孕妇等，可以考虑放宽剖宫产指征。

（8）分娩期处理

1）一般处理：注意休息，适当饮食，严密监测血糖、尿糖及酮体，及时调整胰岛素用量，加强胎儿监护。

2）阴道分娩：临产后继续按照糖尿病饮食，产程中一般改用静脉输注的普通胰岛素，根据血糖调整输液速度。

3）剖宫产：手术当天改用静脉输注的普通胰岛素，术后每 2～4 h 测一次血糖，直到恢复饮食，而且术后血糖不能过低。

4）产后处理：大部分 GDM 孕妇分娩后不再需要使用胰岛素，只有少数患者仍需要胰岛素治疗，一般胰岛素用量减少至分娩前的 1/3～1/2，并根据产后血糖调整用量。

（四）临床咨询

1. 妊娠前及妊娠期间咨询

（1）一般建议

1）建议所有计划妊娠的育龄期女性，无论有无糖尿病、糖耐量受损（impaired glucose tolerance，IGT）或空腹血糖受损（impaired fasting glucose，IFG；即糖尿病前期），都进行妊娠前咨询。尽可能将孕前糖化血红蛋白（HbA1c）水平控制在 6.5% 以下后再怀孕，这样可以降低先天畸形、高血压、巨大儿和其他并发症的发生风险。

2）曾患过 GDM 的女性下次妊娠再次发生 GDM 的可能性为 30% ～ 50%，因此，产后 1 年以上计划妊娠者，最好在计划妊娠前行 OGTT 检查，或者至少在妊娠早期行 OGTT 检查。如果血糖正常，在妊娠 24 ～ 28 周也需要再次进行 OGTT 检查。

3）在妊娠早期由于早孕反应（如晨起恶心、呕吐等）会导致进食少，容易发生低血糖。

（2）糖尿病并发症的评价：糖尿病患者在计划妊娠前要评价是否有并发症，如糖尿病视网膜病变（diabetic retinopathy，DR）、糖尿病肾病（diabetic nephropathy，DN）、神经病变和心血管疾病等。已经有糖尿病慢性并发症的患者，妊娠期症状可能会加重，在妊娠期检查时还要重新评价。

1）糖尿病视网膜病变：糖尿病患者计划妊娠或明确妊娠时要做一次眼底检查，必要时可以做激光治疗。妊娠期要密切随访眼底变化，直至产后 1 年。

2）糖尿病肾病

- 有糖尿病肾病但肾功能正常的患者，如果妊娠期血糖控制理想，则对肾功能影响较小。
- 妊娠本身可造成轻度糖尿病肾病患者暂时性肾功能减退。
- 较严重肾功能不全的糖尿病肾病患者［血清肌酐＞ 265 μmol/L，或肌酐清除率＜ 50/（min·1.73 m^2）］：妊娠可对该部分患者的肾功能造成永久性损害，因此，不建议此类患者怀孕。

3）糖尿病的其他并发症

- 糖尿病神经相关病变包括胃轻瘫、尿潴留及直立（体位）性低血压等，会进一步增加妊娠期间糖尿病管理的难度。
- 当潜在的心血管疾病未被发现和处理时，妊娠可增加患者的死亡风险。计划妊娠的糖尿病妇女，心功能应达到能够耐受运动试验的水平。

（3）药物的合理应用

1）糖尿病妇女妊娠前应停用妊娠期禁忌药物，如用于降压的卡托普利、依那普利、雷米普利、贝那普利以及氯沙坦（losartan）、缬沙坦（valsartan）、厄贝沙坦等。如果妊娠前使用这些药物治疗糖尿病肾病，一旦发现怀孕，要立即停用，以免导致胎儿畸形甚至死亡。停用这些药物后尿蛋白可能会明显加重，因此可以选用其他孕期安全有效的降压药，如甲基多巴、硝苯地平、拉贝洛尔、地尔硫䓬、可乐定和哌唑嗪等。

2）妊娠合并糖尿病会增加子痫前期发生的风险

- PGDM 孕妇从妊娠 12 ～ 16 周开始，每天服用小剂量阿司匹林（80 ～ 100 mg），可以降低子痫前期的发生风险。
- 对于患有糖尿病和慢性高血压的孕妇，血压控制目标为（110 ～ 135）/85 mmHg。
- 糖尿病患者妊娠前和妊娠早期需补充含叶酸的多种维生素。
- 妊娠期铁、叶酸和维生素 D 的需要量增加了 1 倍，钙、磷、硫胺素、维生素 B$_6$

的需要量增加了 33% ～ 50%，锌、核黄素的需要量增加了 20% ～ 25%，维生素 A、B$_{12}$、C 及硒、钾、生物素、烟酸和每日总能量的需要量增加了 18% 左右。因此，建议妊娠期有计划地增加富含维生素 B$_6$、钙、铁、锌、铜的食物，如瘦肉、家禽、鱼、虾、奶制品、新鲜水果和蔬菜等。

2. 产后咨询

（1）产后要改变生活方式、合理饮食及适当运动，养成健康的生活习惯。

（2）母乳是新生儿最好的营养来源，母乳中含有的免疫球蛋白可增强新生儿抵抗力，无论血糖如何，都推荐进行母乳喂养。且分娩后立即母乳喂养可以避免新生儿发生低血糖；母乳喂养坚持 6 个月以上，可以减少儿童肥胖和产妇高血糖的风险。

（3）产后随访时测量产妇身高、体重、体重指数、腰围和臀围，了解产后血糖恢复情况。

（4）GDM 会增加产妇将来发生糖尿病的风险，其中 50% ～ 60% 的患者会发展为糖尿病。在产后 6 ～ 12 周复查 OGTT，可以筛查糖尿病前期和糖尿病，诊断标准参照非孕期人群（表4-2）。若筛查结果正常，应以后每 1 ～ 3 年筛查 1 次 2 型糖尿病或糖尿病前期，可以每年检查一次糖化血红蛋白或空腹血糖值，或者每 3 年做一次 75 g OGTT。一旦发现糖尿病前期，要进行生活方式干预，如控制饮食、加强运动和（或）使用二甲双胍，以预防糖尿病。

表 4-2 非孕期血糖异常的分类及诊断标准（2021 年 ADA 标准）		
分类	FPG（mmol/L）	服糖后 2 h 血糖（mmol/L）
正常	< 5.6	< 7.8
糖耐量受损	< 5.6	7.8 ～ 11.0
空腹血糖受损	5.6 ～ 6.9	< 7.8
糖尿病	≥ 7.0	≥ 11.1

（5）GDM 妇女的子代发生糖尿病的风险也会升高，因此对子代也要进行随访，注意测量身高、体重、头围及腹围，必要时检测血压及血糖。同时要保持健康的生活方式。

（五）咨询注意事项

（1）PGDM 和 GDM 的孕妇应由多学科小组共同管理，例如产科、内分泌科、胎儿医学科、新生儿科等合作，达到并维持正常血糖，防止母儿并发症的发生。

（2）糖尿病的诊断以抽静脉血测定的血糖结果为标准；日常血糖监测采用指尖微量血糖结果。

（3）妊娠合并糖尿病在不同时期容易导致许多不良妊娠结局：

1）孕早期对胚胎的影响：自然流产、胎儿畸形、胎儿发育异常。

2）孕中晚期对胎儿的影响：巨大胎儿、高胰岛素血症、胎儿肺发育成熟延迟、胎死宫内。

　　3）对新生儿的影响：早产、产伤、低血糖、新生儿呼吸窘迫综合征。

　　（4）适合孕期进行的运动：散步、轻柔体操和游泳等都是比较适合孕妇的运动。

三、缺铁性贫血

　　贫血是妊娠期较常见的合并症，不仅会影响孕妇自身的健康，导致自身抵抗力下降，增加各种感染的机会及增加产后大出血的风险等，而且对腹中胎儿也会造成各种不利影响，所以，准妈妈们一定要重视贫血的问题。妊娠期贫血以缺铁性贫血（iron deficiency anemia，IDA）最常见，约占95%，各地区发生率与社会经济状况、人民生活水平、饮食卫生习惯、文化教育程度以及健康保健意识等因素密切相关，地域分布以东南亚、非洲国家发病率最高。我国孕妇 IDA 患病率为19.1%，妊娠早、中、晚期 IDA 患病率分别为 9.6%、19.8% 和 33.8%。

（一）定义

　　妊娠期缺铁性贫血（iron deficiency anemia，IDA）是指妊娠期因铁缺乏所致的贫血。世界卫生组织以孕妇外周血血红蛋白 < 110 g/L 及血细胞比容 < 0.33 为妊娠期贫血。根据血红蛋白水平分为轻度贫血（100 ～ 109 g/L）、中度贫血（70 ～ 99 g/L）、重度贫血（40 ～ 69 g/L）和极重度贫血（< 40 g/L）。

（二）妊娠生理

　　妊娠期血容量增加，且血浆增加多于红细胞增加，血液呈稀释状态，可出现"生理性贫血"。足月时血浆容量比非妊娠女性高出 30% ～ 50%，红细胞数量增加 15% ～ 30%。妊娠期血容量增加约 1500 ml，需铁 750 mg，胎儿生长发育需铁 250 ～ 350 mg，故孕期需铁约 1000 mg。孕妇对铁的生理需求量比月经期高 3 倍，且随妊娠进展增加。孕妇每日需铁至少 3 ～ 4 mg，妊娠晚期达 6 ～ 7 mg，双胎妊娠时铁的需求量更为显著。

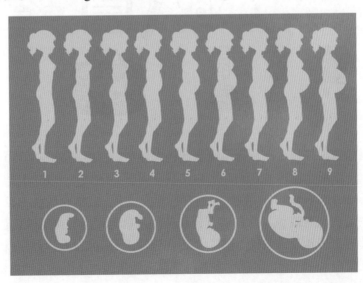

每日饮食中含铁 10 ~ 15 mg，吸收率仅为 10%。妊娠后半期的最大吸收率虽达 40%，但仍不能满足需求。妊娠早期的恶心、呕吐、胃肠道功能紊乱、胃酸缺乏等都有可能影响肠道铁的吸收。慢性感染、营养不良、月经过多、偏食、多次及多胎妊娠、1 年内连续妊娠、妊娠高血压疾病、肝肾功能不良、产前出血、产后出血等，都有可能使铁的储备、利用和代谢发生障碍。由此可见，妊娠期铁的需求量增加、食物中铁的摄入和吸收不足、妊娠期合并症及并发症为孕妇铁缺乏及妊娠期缺铁性贫血发生的主要原因。

（三）诊断及治疗要点

如果贫血的程度轻微，很多准妈妈并不能察觉，多数是在医院做血液生化检查时发现。既往有月经过多等慢性失血性疾病史；有长期偏食、早孕反应的程度重及持续时间长、胃肠功能紊乱等营养不良病史；在本次妊娠过程中，有产前出血史等，为贫血发生的高危人群。

疲劳是最常见的症状，临床表现与贫血程度相关。初期时疲劳、易怒、注意力下降及脱发等为铁缺乏的症状。红细胞数量和血红蛋白减少时可有皮肤、口唇黏膜和睑结膜苍白。当母体铁储备耗尽，红细胞生成严重障碍而发生重度缺铁性贫血时，出现全身乏力、面色苍白、头昏眼花，甚至有贫血性心脏病和充血性心力衰竭的表现。结合血象、血清铁浓度、转铁蛋白饱和度、骨髓象等实验室检查，可临床诊断。治疗上给予补充铁剂和去除导致缺铁性贫血的原因，重度贫血时可输血治疗。

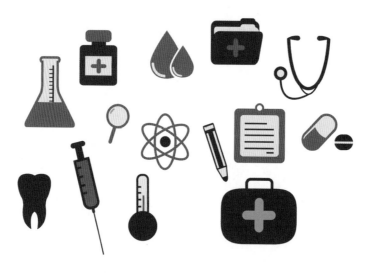

1. 血常规检查 外周血涂片为小细胞低色素性贫血，血红蛋白＜ 110 g/L，红细胞＜ 3.5×10^{12}/L，血细胞比容＜ 0.30，平均红细胞体积（MCV）＜ 80 fl，平均红细胞血红蛋白浓度（MCHC）＜ 30%，网织红细胞正常或减少，白细胞和血小板一般无变化。

2. 血清铁蛋白、血清铁、总铁结合力和转铁蛋白饱和度 血清铁蛋白不受近期铁摄入影响，能较准确地反映铁储存量，是评估铁缺乏最有效和最容易获得的指标。贫血患者血清铁蛋白＜ 20 μg/L 时应考虑 IDA。血清铁蛋白＜ 30 μg/L 即提示铁耗尽的早期，需及时治疗。血清铁蛋白在感染时也会升高，可检测 C 反应蛋白以鉴别诊断。血清铁和总铁结合力易受近期铁摄入、昼夜变化以及感染等因素影响，转铁蛋白饱和度受昼夜变化和营养等因素影响。

3. 根据储存铁水平分为 3 期　①铁减少期：体内储存铁下降，血清铁蛋白＜ 20 μg/L，转铁蛋白饱和度及血红蛋白正常；②缺铁性红细胞生成期：红细胞摄入铁降低，血清铁蛋白＜ 20 μg/L，转铁蛋白饱和度＜ 15%，血红蛋白水平正常；③ IDA 期：红细胞内血红蛋白明显减少，血清铁蛋白＜ 20 μg/L，转铁蛋白饱和度＜ 15%，血红蛋白＜ 110 g/L。

4. 骨髓象　红系造血呈轻度或中度活跃，以中幼红细胞和晚幼红细胞增生为主，骨髓铁染色可见细胞内外铁均减少，尤以细胞外铁减少明显。

（四）临床咨询

1. 贫血对母儿的危害　贫血对母体可增加妊娠高血压疾病、胎膜早破、产褥期感染和产后抑郁的发病风险；对胎儿和新生儿可增加胎儿生长受限、胎儿缺氧、羊水减少、死胎、死产、早产、新生儿窒息、新生儿缺血缺氧性脑病的发病风险。

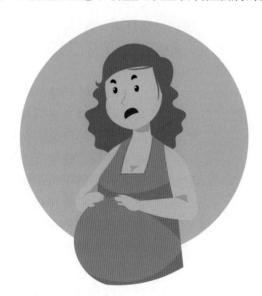

2. 积极治疗失血性疾病等基础疾病　如月经过多、消化道炎症和溃疡、痔疮等，减少铁的丢失，增加铁的储备。

3. 对胃肠道功能紊乱和消化不良给予对症治疗，减少影响铁剂吸收的因素　胃酸有利于铁的离子化，促进铁的吸收，补充铁剂时，胃酸缺乏者可同时口服 10% 稀盐酸 0.5 ～ 2 ml。牛奶、钙剂、抗酸剂都会影响铁的吸收，如果需要补充或服用上述食物和药物，最好与铁剂间隔 2 h 以上。其他抑制铁吸收的食物还包括谷物麸皮、谷物、高精面粉、豆类、坚果、茶、咖啡、可可等，不宜大量食用。

4. 多吃含铁丰富的食物及有助于铁吸收的食物　纠正偏食和素食等不良的饮食习惯，注意食物多样化，保证餐餐荤素搭配，以提高膳食铁的吸收率。孕妈妈在备孕及怀孕后，要注意多进食一些富含铁特别是血红素铁的食物，如瘦肉、鱼类、禽类、蛋

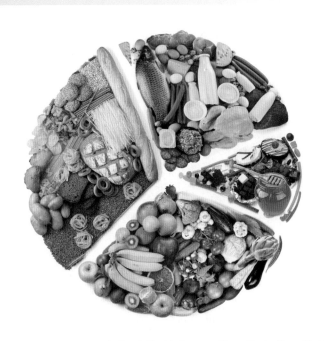

黄、黑木耳等，每周摄入 1 ～ 2 次的动物肝脏、血等。维生素 C 能够促进铁的吸收，在孕期多吃一些新鲜水果、土豆、绿叶蔬菜、菜花、胡萝卜和白菜等含维生素 C 的食物可促进铁吸收。

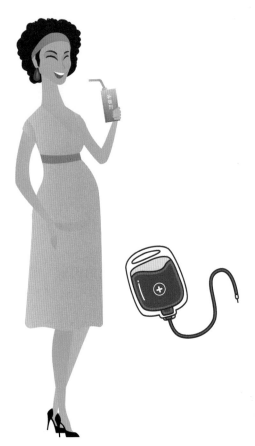

5. 按时产检，定期复查，合理补充　孕前及孕期行贫血筛查并定期复查血常规，妊娠 4 个月起常规补充铁剂。通常用血清铁蛋白水平筛查铁缺乏，但一些缺铁孕妇的血清铁蛋白可能正常，或受机体炎症的影响而升高，因此需要在血清铁蛋白检测的基础上加测转铁蛋白饱和度，有活动性炎症时特别适合同时检测。一旦发现铁缺乏及缺铁性贫血，光靠食疗往往是很难补充回来的，但铁剂治疗可收到较好的效果。所以，这个时候就需要在医生的指导下服用铁剂，以纠正贫血的情况，保障母婴的健康。血清铁蛋白＜ 30 μg/L，血红蛋白＞ 70 g/L 以上者，可口服给药，常用铁剂有硫酸亚铁、多糖铁复合物、琥珀酸亚铁、10% 枸橼酸铁铵等，服后口服维生素 C 0.3 g。为避免食物抑制非血红素铁的吸收，建议进食前 1 h 口服铁剂，与维生素 C 共同服用，以增加吸收率。液体铁剂可能会使牙齿着色，可将其与其他饮品混合后用吸管饮用或服药后漱口以预防。对于妊娠后期重度贫血或因严重胃肠道反应不能口服铁剂者，可使用右旋糖酐铁、山梨醇铁或蔗糖铁等深部肌内注射或静脉滴注。当 Hb < 70 g/L 时建议输血，接近预产期或短期内需行剖宫产术者，应少量多次输红细胞悬液或全血。

（五）咨询注意事项

1. 铁剂使用后的副作用及应对措施　口服补铁的胃肠道症状较常见，造成依从性降低，如金属味、恶心呕吐、上腹不适、胃肠胀气、便秘、腹泻，因这些症状是由于铁剂对肠道黏膜的直接刺激造成的，也常与剂量有相关性，可通过改变补充方案来尽可能减轻。可延长给药时间、减少剂量或更改为静脉剂型。与食物一起服用可减轻或消除胃肠道反应，同时服用维生素 C 可减轻食物对铁吸收的影响。便秘者必要时可以吃一些大便软化剂。补充铁剂过程中，大便可能变成黑色或绿色，但如果发现红色血便或黏液便等其他不适，需及时就医。静脉铁剂总体不良反应较少，但可能引起过敏反应，注射铁剂的禁忌证包括注射铁过敏史、妊娠早期、急慢性感染和慢性肝病。注意不能肌内注射或皮下给药。细菌和其他感染病原体需要铁作为生长因子，存在感染时使用铁剂应权衡利弊，监测感染指标。

2. 治疗后评估　诊断明确的 IDA 孕妇应补充元素铁 100 ~ 200 mg/d，通常在治疗 2 周后开始评估，检测血红蛋白量及网织红细胞计数，并评估其耐受性，必要时调整方案，血红蛋白正常后应继续口服补铁 3 个月，并至少持续到产后 6 周。非贫血孕妇如果血清铁蛋白 < 30 μg/L，应摄入元素铁 60 mg/d，治疗 8 周后评估疗效。

3. 如经治疗后，血红蛋白无明显提高，应考虑以下因素　药量不足、吸收不良、继续有铁的丢失等。也需再次筛查其他引起造血功能下降或丢失过多的基础疾病，如

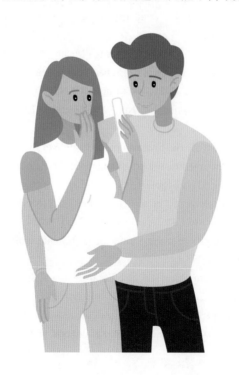

甲状腺功能减退症、乳糜泻、炎性肠病等。

4. 综合评估及治疗　根据病史和临床表现以及血象、骨髓象的特点，主要应与巨幼红细胞贫血、再生障碍性贫血和地中海贫血进行鉴别。有时几种贫血同时存在，则须进行综合分析判断，制订出合理的治疗方案。患血红蛋白病的孕妇，也应检测血清铁蛋白，如低于 30 μg/L，可同时按缺铁性贫血管理。

参考文献

［1］谢幸，孔北华，段涛，等 . 妇产科学 . 第 9 版 . 北京：人民卫生出版社，2018：83.

［2］Fang Li，Jiabi Qin，Senmao Zhang，et al. Prevalence of hypertensive disorders in pregnancy in China：A systematic review and meta-analysis. Pregnancy Hypertens，2021，24：13-21.

［3］Piya Chaemsaithong，Daljit Singh Sahota，Liona C Poon. First trimester preeclampsia screening and prediction. Am J Obstet Gynecol，2020，16；S0002-9378（20）30741-30749.

［4］Fang Li，Tingting Wang，Letao Chen，et al. Adverse pregnancy outcomes among mothers with hypertensive disorders in pregnancy：A meta-analysis of cohort studies. Pregnancy Hypertens，2021，24：107-117.

［5］J. Immanuel，D. Simmons. Screening and treatment for early-onset gestational diabetes mellitus：a systematic review and meta-analysis. Current Diabetes Reports，2017，17（11）：115.

［6］Wei Y，Yang H，Zhu W，et al. International association of diabetes and pregnancy study group criteria is suitable for gestational diabetes mellitus diagnosis：further evidence from China［J］. Chin Med J（engl），2014，127（20）：3553-3556.

［7］中华医学会妇产科学分会产科学组，中华医学会围产医学分会妊娠合并糖尿病协作组 . 妊娠合并糖尿病诊治指南（2014）［J］. 中华妇产科杂志，2014，8：561-569.

［8］Ryan EA. Hormones and insulin resistance during pregnancy［J］. Lancet，2003；362：1777-1778.

［9］Lowe LP，Metzger BE，Lowe WL Jr，et al. Inflammatory mediators and glucose in pregnancy：results from a subset of the Hyperglycemia and Adverse Pregnancy Outcome（HAPO）Study. HAPO Study Cooperative Research Group［J］. Clin Endocrinol Metab，2010，95：5427-5434.

［10］American Diabetes Association. Management of Diabetes in Pregnancy：Standards of Medical Care in Diabetes-2021［J］. Diabetes Care，2021，44（Suppl. 1）：S200-S210.

［11］Howard B，Robert G，Mathew S. Guideline No. 393-Diabetes in Pregnancy［J］. Obstet Gynaecol Can，2019，41（12）：1814-1825.

［12］Hod M，Kapur A，Sacks D A，et al. The International federation of gynecology and obstetrics（FIGO）initiative on gestational diabetes mellitus：a pragmatic guide for diagnosis，management，and care［J］. Int J Gynaecol Obstet，2015，131（Suppl3）：S173-211.

［13］Evensonk R，Barakatr，Brownw J，et al. Guidelines for physicalactivity during pregnancy：comparisons from around the world［J］. Am J Lifestyle Med，2014，8（2）：102-121.

［14］Poomalar G K. Changing trends in management of gestational diabetes mellitus［J］. World J Diabetes，2015，6（2）：284-295.

［15］Kelley KW，Carrolldg，Meyera. A review of current treatment strategies for gestational diabetes mellitus［J］. Drugs Context，2015，4：212-282.

［16］W. Lowe，D. Scholtens. Hyperglycemia and adverse pregnancy outcome follow-up study（HAPO FUS）：maternal gestational diabetes mellitus and childhood glucose metabolism［J］. Diabetes Care，2019，42：372-380.

［17］谢幸，孔北华，段涛.妇产科学［M］.第 9 版.北京：人民卫生出版社，2018.

［18］中华医学会妇产科分会产科学组.孕前及孕期保健指南［J］.中华妇产科杂志，2018，53（1）：3-13.

［19］中华医学会围产医学分会.妊娠期铁缺乏和缺铁性贫血诊治指南［J］.中华围产医学杂志，2014，17（7）：451-454.

［20］北京医学会输血医学分会，北京医师分会输血专业专家委员会.患者血液管理-术前贫血诊疗专家共识［J］.中华医学杂志，2018，98（30）：2386-2399.

［21］Munoz M，Pena-Rosas JP，Robinson S，et al. Patient blood management in obstetrics：management of anaemia and haematinic deficiencies in pregnancy and in the post-partum period：NATA consensus statement. Transfus Med，2018，28（1）：22-39.

［22］Tolkien Z，Stecher L，Mander AP，et al. Ferrous sulfate supplementation causes significant gastrointestinal side-effects in adults：a systematic review and meta-analysis. PLoS One，2015，10：e0117383.

［23］Pavord S，Daru J，Prasannan N，et al. UK guidelines on the management of iron deficiency in pregnancy. Br J Haematol，2020，188：819.

第三节 不良妊娠结局

正常妊娠时，胚胎着床在宫腔的前壁与后壁部位，并继续生长发育，至足月时临产分娩。若胚胎或胎儿在宫内受不良因素影响，则会出现流产或早产等不良妊娠结局，流产与早产已成为我国社会和公共卫生的较严重问题之一，确切病因迄今未明，推测可能是环境与遗传两因素相互作用的结果。目前，并无有效的药物治疗方案。因此，对患者进行健康宣教，针对其生活方式、饮食结构及心理状况予以指导，显得尤为重要。

一、自然流产

（一）定义

流产（abortion，miscarriage）是指胚胎或胎儿尚未具有生存能力而妊娠终止者。我国将妊娠未达到 28 周、胎儿体重不足 1000 g 而终止者，称为流产。发生在妊娠 12 周之前者，称为早期流产，发生在妊娠 12 周之后者，称为晚期流产。流产分为自然流产（spontaneous miscarriage）和人工流产（artificial abortion）。

按自然流产发展的不同阶段，可以分为先兆流产、难免流产、不全流产及完全流产。此外，还有三种特殊类型，包括稽留流产、复发性流产及流产合并感染。

（二）妊娠生理

早期流产，胚胎多在排出之前已死亡，多伴有底蜕膜出血、周边组织坏死、胚胎绒毛分离，已分离的胚胎组织如同异物，可引起子宫收缩，妊娠物多能完全排出。少数排出不全或完全不能排出，导致出血量较多。无胚芽的流产多见于妊娠 8 周前，有胚芽的流产多见于妊娠 8 周后。晚期流产，多数胎儿排出之前尚有胎心，流产时先出现腹痛，然后排出胎儿、胎盘；或在没有明显产兆的情况下宫口张开、胎儿排出。

（三）诊断及治疗要点

诊断自然流产一般并不困难，根据病史及临床表现多能确诊，仅少数需行辅助检查。确诊自然流产后，还需确定其临床类型，决定相应的处理方法。

（四）临床咨询

1. 生活起居　保持安静，室内光线明亮、空气新鲜。作息要有规律，最好每日保证睡够 8 h，并适当活动。如有阴道流血应适当卧床休息，当阴道流血停止或腹痛消失数天后，可适当活动。起床时动作缓慢，防止突然坐起眼前发黑引起跌倒。孕中期取左侧卧位可以减轻妊娠子宫对下腔静脉的压迫，增加胎盘血流量，改善子宫内胎儿的供氧状态，有利于胎儿的生长发育。妊娠 3 个月后，做些力所能及的体力劳动，但避免剧烈运动，以不感到劳累为宜。孕早期及孕晚期避免性生活，特别是有过流产史及早产史的孕妇，复发性流产史者此期应严禁性生活。另外，应避免阅读和观看与性刺激有关的刊物等。因宠物是弓形体寄生虫的宿主，弓形体感染可造成胎儿畸形或先天性缺陷，应将宠物移走，并彻底清洁周围环境。告知患者孕期自我监护知识，指导患者注意孕期卫生，勤换洗衣裤，保持会阴清洁，预防感染，避免受凉。孕妇衣着应宽大，腰带不宜束紧，平时应穿平底鞋。要养成定时排便的习惯，还要适当多吃富含纤维素的食物，以保持大便通畅，大便秘结时，避免用泻药。

2. 饮食指导　指导患者调整饮食，加强营养，注意饮食搭配，补充足够的蛋白质、维生素和矿物质；少量多餐，多吃水果蔬菜保持大便通畅，因腹压过高和用力排便，也容易引起流产。宜进食清淡、易消化又富营养的食物，忌辛辣刺激、油腻等食物，忌生冷寒凉食品。

3. 就医指导　如有阴道出血、腹痛及其他不适应及时就诊。注意阴道出血量和性质，随时观察排出液中是否有组织物。必要时保留会阴垫（24 h）供医生观察。根据出血量及腹痛情况随时了解先兆流产的发展。如下腹阵痛加剧，而出血量不多，应区别是否有其他并发症，并及时报告医生。如有组织物排出或出血量增加，应随带排出组织物去医院就诊。遇有阵发性下腹剧痛伴出血增多，应立即到医院就诊。

先兆流产的处理原则是依据病因以安胎为主，但由于胚胎异常是流产常见的主要原因，勉强安胎往往会造成畸胎儿或缺陷儿，从优生角度出发，如一般治疗无效，应提倡终止妊娠。

指导患者自确定妊娠开始定期到医院进行产检，以便及时发现和处理妊娠中的异常情况，确保胎儿健康发育。

预防复发性流产，对有复发性流产史者，应于末次流产后，对流产原因进行详细检查。积极治疗和控制与流产有关的疾病。尽早确定妊娠，及早开始保胎，避免接触有毒有害物质和病毒感染。

4. 心理疏导　孕期发生自然流产尤其是反复流产会严重影响患者身体健康及心理状态，故很多出现先兆流产患者会出现抑郁、焦虑、紧张等负面情绪，心理学症状如睡眠、饮食、疲劳和焦虑等问题在疾病中都有一定的表现。已有研究表明，妊娠初期不良情绪可引发强烈的应激反应，刺激机体分泌多种炎性介质，影响胎儿生长发育，促进或加重早期先兆流产。研究认为，一部分自然流产是因为孕妇中枢神经兴奋所致。过度焦虑作用于自主神经和下丘脑-垂体-内分泌轴，影响女性生殖器官，易引起子宫收缩，加重先兆流产症状，同时过度焦虑对胎儿大脑发育也会产生影响。因此，孕妇要注意调节自己的情绪，尽量保持心情舒畅。

医务工作者应评估患者抑郁、焦虑的情绪，了解患者心理恐惧问题并有针对性地讲解、疏导，根据患者评估效果讲解保胎成功病例，说明流产的可能原因，解除不必要的顾虑和紧张情绪，说明必要的妇科检查对胎儿无害。鼓励家属多给予患者关心、爱护和体贴以缓解不良情绪，使其保持心情舒畅、愉快，利于胎儿的生长发育。

二、早产

（一）定义

早产（preterm birth）指妊娠达到 28 周但不足 37 周分娩者。临床上，早产可分为先兆早产和早产临产两个阶段。先兆早产（threatened preterm labor）指有规则或不规则宫缩，伴有宫颈管进行性缩短。早产临产（preterm labor）需符合下列条件：①出现规则宫缩（20 min ≥ 4 次，或 60 min ≥ 8 次），伴有宫颈的进行性改变；②宫颈扩张 1 cm 以上；③宫颈容受 ≥ 80%。积极预防早产是降低围产儿死亡率的重要措施之一。

（二）妊娠生理

早产可分为自发性早产（spontaneous preterm labor）和治疗性早产（preterm delivery for maternal or fetal indications）。自发性早产又可分为胎膜完整早产和未足月胎膜早破早产。在双胎或多胎妊娠、羊水过多等情况时，宫腔过度扩张，出现早产的风险会增加。由于孕妇精神、心理压力过大，导致胎盘-胎儿肾上腺-内分泌轴紊乱，过早、过多分泌促肾上腺皮质素释放激素和雌激素，使宫颈过早成熟并诱发宫缩，亦可导致早产的发生。此外，由于下生殖道的病原体经宫颈管逆行而上或母体全身性感染，都可导致病原体通过胎盘侵及胎儿，或者由于盆腔感染病原体经输卵管进入宫腔，造成宫内感染，导致胎膜早破或分娩发动。

（三）诊断及治疗要点

早产的主要临床表现是子宫收缩，最初为不规则宫缩，常伴有少许阴道流血或血性分泌物，以后可发展为规则宫缩，其过程与足月临产相似。早产的先兆表现缺乏特异性，难以识别真假早产，有必要对有高危因素的孕妇进行早产预测以评估早产的风险，目前可进行经阴道超声测定宫颈长度以及宫颈分泌物生化检测来进行预测。对于延长孕周对母儿有益者，可使用宫缩抑制剂防止即刻早产，为完成促胎肺成熟治疗，以及转运孕妇到有早产儿抢救条件的医院分娩赢得时间。推荐妊娠 32 周前早产者常规应用硫酸镁作为胎儿中枢神经系统保护剂治疗。对感染指标检测阳性的患者应选用对胎儿安全的抗生素，对胎膜早破早产者，必须预防性使用抗生素。

（四）临床咨询

1. 生活起居 环境宜安静、整洁、舒适，空气流通，光线柔和，温度适宜。宫缩较频繁，但宫颈无改变者，不必卧床和住院，只需适当减少活动的强度和避免长时间站立即可；宫颈已有改变的先兆早产者，可住院并注意休息；已早产临产者，需住院治疗，适当卧床休息。避免长时间平卧，取侧卧位（卧床休息 1～2 h 要进行床上翻身，避免压疮及下肢深静脉血栓形成），侧卧同时用软枕托起增大的子宫，可减少自发性宫缩，增加子宫胎盘的血流量，增加胎盘对氧、营养和代谢物质的交换。尽量避免仰卧位，以防止增大的子宫压迫下腔静脉致使回心血量减少，出现直立（体位）性低血压。着宽松衣服，不要揉搓乳头及腹部，以免诱发宫缩。注意休息，避免劳累、剧烈运动，每天保证睡眠 8～9 h。

妊娠合并感染是早产发生的主要原因，逆行宫内感染引起先兆早产的概率更高，因此要教育孕妇做好个人清洁卫生，每日会阴擦洗、更换内裤一次，保持会阴部清洁，防止生殖器感染。嘱其多饮水，保证每日饮水量 1500～2000 ml，防止尿路感染。

2. 孕前宣教 避免低龄（17 岁）或高龄（35 岁）妊娠；提倡合理的妊娠间隔（6 个月）；避免多胎妊娠；提倡平衡营养摄入，避免体质量过低妊娠；戒烟、酒；控制好原发病如高血压、糖尿病、甲状腺功能亢进症、红斑狼疮等；停止服用可能致畸的药物。

对计划妊娠妇女注意其早产的高危因素，对有高危因素者进行针对性处理。

3. 就医指导 当出现以下 3 种情况之一时必须去医院检查：①下腹部阵发性胀痛；②阴道出血：少量出血是先兆临产的表现之一，若出血量较多，应立即去医院检查；③阴道流液：温水样的液体流出，部分孕妇在破水后会出现阵发性下腹胀痛，此时应尽快至医院就诊。

注意监测胎动，胎动每小时约 3～5 次。分别在每天早、中、晚固定一个最方便的时间段，每次 1 小时，将 3 次胎动数相加，乘以 4 即得 12 小时的胎动数，正常 12 小时胎动数 30 次左右，若下降至 20 次以下，或每小时小于 3 次，应至医院就诊。

4. 用药指导 遵医嘱使用宫缩抑制剂抑制宫缩、抗生素预防感染、糖皮质激素促胎肺成熟及硫酸镁进行胎儿脑保护。

先兆早产患者，通过适当控制宫缩，能延长妊娠时间；早产临产患者，宫缩抑制剂种类较多，虽不能阻止早产分娩，但可能延长妊娠 3～7 日，为促胎肺成熟治疗和转运孕妇到有早产儿抢救条件的医院分娩赢得时间。遵医嘱用宫缩抑制剂时，偶有恶心、呕吐和皮疹、瘙痒等过敏症状，如感觉心慌或有其他不良反应及时告知医护人员。注意心率、血压变化，用药期间需密切监测生命体征和血糖情况。使用硫酸镁时，常引起潮热、出汗、口干等症状，因硫酸镁治疗量与中毒量接近，输液时宜慢滴，因此输液时勿自行调节输液速度，如果尿量较之前明显减少，或自觉胸闷、憋气应及时通知医护人员，使用过程中应注意呼吸、膝反射及尿量变化。

当出现以下情况时，需终止早产治疗：①宫缩进行性增强，经过治疗无法控制者；

②有宫内感染者；③衡量利弊，继续妊娠对母胎的危害大于胎肺成熟对胎儿的好处时；④妊娠≥34周，如无母胎并发症，应停用宫缩抑制剂，顺其自然，不必干预，继续监测母胎情况。

5. 心理疏导　保持心情舒畅，减少紧张情绪。可听轻缓音乐、看电视等放松心情。可指导孕妇掌握放松技巧如慢节律呼吸法，每日二次对孕妇进行有效的放松训练；鼓励孕妇表达自己的感受，并耐心讲解先兆早产的症状及原因；指导孕妇做好胎教，教会孕妇与胎儿沟通技巧，让其用特有的母爱与胎儿亲切交流，达到母、胎协调。

参考文献

［1］谢幸，孔北华，段涛. 妇产科学. 第9版. 北京：人民卫生出版社，2019：70，95.
［2］中华医学会妇产科学分会产科学组. 早产临床诊断与治疗指南（2014）［J］. 中华围产医学杂志，2015，18（4）：241-245.
［3］中华医学会妇产科学分会产科学组. 早产临床诊断与治疗指南（2014）［J］. 中华妇产科杂志，2014，49（07）：481-485.

第四节　产褥期生理与心理恢复

产褥期是母婴脆弱敏感的关键时期，为女性一生生理及心理发生急剧变化的时期之一，正确、充分地了解这段时期生理恢复过程，可帮助产妇较好地度过产褥期，对产妇康复、婴儿成长等起到重要作用。

一、定义

产褥期是指从胎盘娩出至产妇全身器官（除乳腺外）恢复至正常未孕状态所需的一段时间，通常为6周。

二、生理及心理变化

产褥期母体的生理变化包括全身各个系统，以生殖系统变化最为显著。

（一）生殖系统的变化

1. 子宫　在胎盘娩出后子宫逐渐恢复至未孕状态的全过程，称为子宫复旧（involution of uterus），一般为6周，其主要变化为宫体肌纤维缩复和子宫内膜的再生。子宫体积逐渐缩小，于产后10日降至骨盆腔内，于产后6周恢复到妊娠前大小。子宫重量也逐渐减小。子宫蜕膜表层脱落形成恶露并排出，子宫内膜基底层逐渐再生，内膜缓慢修复，全部修复需至产后6周。子宫血管腔变窄、形成血栓，出血量减少直至停止。

2. 阴道　分娩后阴道腔扩大，阴道壁松弛及肌张力低。阴道壁肌张力于产褥期逐渐恢复，阴道腔逐渐缩小，阴道于产褥期结束时仍不能完全恢复至未孕时的紧张度。

3. 外阴　分娩后外阴轻度水肿，于产后2～3日内逐渐消退。轻度撕裂或会阴切开缝合后，均能在产后 3 ～ 4 日内愈合。

4. 盆底组织　在分娩过程中，盆底肌肉和筋膜过度伸展至弹性降低，且常伴有盆底肌纤维的部分撕裂，若盆底肌及其筋膜发生严重撕裂造成盆底松弛，且产褥期过早参加重体力劳动，盆底组织将难以完全恢复正常。

（二）乳房的变化

产后体内激素水平及婴儿吸吮乳头，都能促进乳汁分泌。

初乳（colostrum）指产后 7 日内分泌的乳汁，含蛋白质及矿物质较成熟乳多，还含有多种抗体，尤其是分泌型 IgA（sIgA），脂肪和乳糖含量较成熟乳少，极易消化，是新生儿早期最理想的天然食物。接下来的 4 周内乳汁逐步转变为成熟乳，蛋白质含量逐渐减少，脂肪和乳糖含量逐渐增多。

（三）循环系统及血液的变化

产后 72 h 内，产妇循环血量增加 15% ～ 25%，于产后 2 ～ 3 周恢复至未孕状态。

产褥早期血液仍处于高凝状态，有利于减少产后出血量。血纤维蛋白原凝血酶、凝血酶原于产后 2 ～ 4 周内降至正常。

（四）消化系统的变化

妊娠期胃肠蠕动及肌张力均减弱，胃液中盐酸分泌量减少，产后需 1 ～ 2 周逐渐恢复。产褥期活动减少，肠蠕动减弱，加之腹肌及盆底肌松弛，容易便秘。

（五）泌尿系统的变化

妊娠期体内潴留的多量水分主要经肾排出，故产后 1 周内尿量增多。妊娠期发生的肾盂及输尿管扩张，产后需 2 ～ 8 周恢复正常。

（六）内分泌系统的变化

产后雌激素及孕激素水平急剧卜降，至产后 1 周时已降至未孕时水平。

（七）腹壁的变化

下腹正中线色素沉着在产褥期逐渐消退。腹壁部分弹力纤维断裂，腹直肌出现不同程度分离，产后腹壁明显松弛，腹壁紧张度于产后 6 ～ 8 周恢复。

（八）心理变化

产褥期女性的心理会发生巨大的变化，而产褥期抑郁症是产褥期精神障碍的一种常见类型，主要是由于产后性激素、社会和心理因素带来的身体、情绪、心理等一系列的变化，所造成的症状主要表现为产褥期持续和严重的情绪低落以及一系列症候，如动力减低、失眠、悲观等，甚至影响对新生儿的照料能力，严重者甚至绝望，有自杀或杀婴倾向，有时陷于精神错乱或昏睡状态。

三、诊断及治疗要点

对于产褥期女性，可通过科普健康知识，使产妇学会自我监测，尽量避免出现不良事件，并且能够尽早掌握自我护理的知识与方法。最终，产妇们可以安全、顺利、健康地度过产褥期，改善产后生活质量，提高产妇健康水平，达到母婴身心健康的效果。

四、临床咨询

（一）子宫复旧监测

产后因子宫收缩引起下腹部疼痛，即产后宫缩痛，哺乳时反射性的缩宫素分泌增加导致子宫收缩，并出现疼痛，属自然现象。因此，积极实行母乳喂养，有助于子宫复旧。

（二）恶露监测

产后随子宫蜕膜脱落，含血液、坏死蜕膜等组织经阴道排出，称为恶露。恶露有血腥味，但无臭味，持续 4 ～ 6 周，总量 250 ～ 500 ml。因其颜色、内容物及时间不同分为血性恶露、浆液性恶露及白色恶露。

1. 血性恶露　量较多，色鲜红，可伴小血块，持续 3 ～ 4 天，出血逐渐减少。

2. 浆液性恶露　色淡红，持续 10 天左右。

3. 白色恶露　色较白，质黏稠，持续 3 周。

如发现恶露的量、颜色、味道、时间等出现异常，需及时就医。

（三）排尿排便监测

产后 1 周内生理性尿量增加，应多饮水、勤排尿，保持会阴部卫生。在产褥期，尤其在产后 24 h 内，由于膀胱肌张力降低，对膀胱内压的敏感性降低，加之外阴切口疼痛、不习惯卧床排尿、器械助产、区域阻滞麻醉，均可能增加尿潴留的发生率。

产褥期容易出现便秘，应尽早恢复适度运动，均衡饮食，增加高纤维易消化食物摄入。

产褥期如出现大小便异于平素情况，需及时就诊。

（四）实行母乳喂养

母乳喂养对母儿均有益处。哺乳有利于产妇生殖器官及相关器官组织得以更快恢复。初乳及成熟乳均含大量免疫抗体，有助于新生儿抵抗疾病的侵袭。母乳中还含有矿物质、维生素和各种酶，对新生儿生长发育有重要作用。鉴于多数药物可经母血渗入乳汁中，故产妇于哺乳期间用药，须考虑该药物对新生儿有无不良影响。

吸吮、不断排空乳房是维持乳汁分泌的重要条件。保证产妇休息、足够睡眠和可口的营养丰富饮食、避免精神刺激对维持乳汁分泌也很重要。

（五）盆底修复

产褥期应避免过早进行较强的重体力劳动，否则盆底组织难以完全恢复正常，可能导致阴道壁脱垂及子宫脱垂。

若能于产褥期坚持做产后康复锻炼，盆底肌可能在产褥期内即恢复至接近未孕状态，如凯格尔运动可促使盆底肌肉早期康复。

（六）月经及排卵监测

月经复潮及排卵时间受哺乳影响。不哺乳产妇通常在产后 6 ~ 10 周月经复潮，在产后 10 周左右恢复排卵。哺乳产妇的月经复潮延迟，有的在哺乳期间月经一直不复潮，平均在产后 4 ~ 6 个月恢复排卵。产后较晚月经复潮者，首次月经来潮前多有排卵，故哺乳产妇月经虽未复潮，却仍有受孕可能。

（七）膳食建议

《哺乳期妇女膳食指南》推荐：全面认识产褥期（俗称月子）膳食的健康作用，克服月子饮食误区的干扰；产后头几天膳食宜清淡、易消化；可选择较清淡、稀软、易消化的食物，如面片、挂面、馄饨、粥、蒸或煮的鸡蛋及煮烂的肉菜，之后再过渡到正常膳食；食物多样不过量，保证营养均衡；适量增加鱼、禽、蛋、瘦肉等富含优质蛋白质的食物摄入；注意粗细粮搭配，重视新鲜蔬菜水果的摄入；正确认识月子膳食对母乳分泌的作用，足量饮水，根据个人饮食习惯可多喝汤汁；适当增加奶类等含钙丰富的食品，合理使用营养补充剂，乳母的钙推荐摄入量为 1000 mg/d，且需补充膳食中可能摄入不足的营养素，如 DHA（每日 200 mg）、维生素 A（视黄醇,500 ~ 1000 μg/d）等。

（八）产褥期抑郁症护理

产后抑郁症的病因主要是产妇产后情绪波动、内分泌变化、自身性格等，对产妇做好产后的心理疏导，并及时解决产妇家庭关系问题尤为重要。针对性的干预通过贯穿产妇的心理、性格、家庭等方面，全方位地对产妇产前和产后进行细心的护理，可有效减少产妇产后抑郁症的发生，改善产妇的不良情绪，促进产妇抑郁症状的恢复，有效维护孕产妇的身心健康。

参考文献

［1］周海燕，蒋红梅.针对性护理干预对产后抑郁症的影响［J］.重庆医学，2016，45（35）：5030-5032.

［2］刘岩松，刘晓云.产褥期抑郁症 34 例临床分析［J］.中国妇幼保健，2008，02：169-170.

第五章 胎儿生长发育

第一节 营养缺乏症

母亲孕期营养不良间接引起胎儿营养存在缺乏问题

有研究发现，除了成年时期生活方式与遗传基因的影响，生命发育过程中经历的不利因素（包括妊娠期营养不良、子宫胎盘功能不良等）可以增加成年后心血管疾病、糖尿病、神经行为异常、癌症及其他慢性疾病的风险。

孕期母亲营养缺乏对胎儿会有什么影响？

- 微量元素缺乏时可能导致胎儿畸形，虽然胎儿畸形的原因是复杂的，但营养与胎儿畸形的关系一直备受关注，例如叶酸缺乏可导致流产、死胎甚至新生儿唇裂、腭裂和开放性神经管缺陷。
- 营养不良可能导致智力低下。如果胚胎出现了营养不良，脑细胞的数量仅占好的脑细胞总量的82%，即使营养在出生后得到改善，智力仍然难以恢复。如果长期营养不良，大脑、小脑或脑干的发育都将远远落后于正常的婴儿。
- 婴幼儿营养缺乏较明显时表现为头发稀疏、面色发黄、哭声不够响亮、对周围的食物兴趣不高、精神委靡不振等症状。且婴幼的器官发育尚不成熟，消化能力、抗病能力也弱，容易患腹泻、消化不良等疾病，造成营养素消化吸收不良或营养丢失，进一步加重症状。

参考文献

［1］李阳.在围产期对孕产妇开展营养健康教育对减少妊娠期合并症的意义［J］.中国社区医师，2021，37（14）：170-171.

［2］蒋娣.孕妇体质量和孕期营养状况与妊娠结局的相关性［J］.护理实践与研究，2021，（10）：1428-1431.

［3］梁红霞，林锋，蔡慧清.孕期体重科学管理对妊娠结局影响的临床研究［J］.中国妇幼保健，2015，29：4954-4955.

［4］范子田，杨慧霞.妊娠期营养不良对后代的远期影响［J］.中华围产医学杂志，2005，4：278-281.

［5］刘敏.孕期营养护理管理对产妇妊娠结局的影响［J］.中国继续医学教育，2021，18：189-192.

［6］罗佳.孕期营养补充四大误区［N］.医师报，2021-03-18.C01.

第二节　出生缺陷

据估计，全球每年新增出生缺陷儿约 790 万，相当于每 4 s 就有 1 名出生缺陷儿降生。截至 2012 年，我国每年新增出生缺陷病例高达 90 万，相当于每 35 s 就有 1 名出生缺陷儿出生。随着社会发展而伴发的婚龄孕龄的推迟，导致高龄产妇逐年增加，进一步增加了潜在出生缺陷的发生率。出生缺陷不但严重影响儿童的生命和生活质量，也给家庭带来沉重的精神和经济负担，已成为影响人口素质和群体健康水平的全球性公共卫生问题。提高人口素质，实行优生优育是我国的一项基本国策，出生缺陷的预防越来越受到重视。我国人口政策已从控制人口数量向提高人口质量方向转变，因此出生缺陷预防成为提高人口素质的重要途径和手段。

一、出生缺陷的定义

出生缺陷（birth defects，BD）也称先天异常，是指婴儿出生前，在母亲的子宫内发生的发育异常，而非分娩损伤所致的个体形态、结构、功能等方面的异常。目前，已知的 BD 病种至少有 8000～10000 种，常见的重大 BD 类型有先天性心脏病（CHD）、唇腭裂、脑积水、神经管缺陷和智力缺陷等。

二、出生缺陷的预防

我国政府高度重视出生缺陷防治工作，坚持出生缺陷综合防治策略，大力推广三级预防措施，将出生缺陷防治措施与常规妇女保健，孕产妇、新生儿和儿童保健以及干预项目有机地整合起来。

1994 年 10 月全国人大常委会审议通过《母婴保健法》，将出生缺陷三级预防纳入了法制化管理轨道。

（一）一级预防

一级预防是孕前干预，减少出生缺陷的发生。一般从计划受孕前 6 个月开始，包括婚前保健，婚前医学检查，孕前优生健康检查，孕期保健，避免女职工接触有毒、有害、放射性物质，地中海贫血筛查，增补叶酸等，是目前公认的最经济有效的预防措施之一。近年联合民政部等多部门共同印发了《关于加强婚前保健工作的通知》，合力推进婚前医学检查工作。到目前，北京、河北、山西等 22 个省、直辖市已经在全省（市）范围内推行免费的婚检服务，全国的婚检率由 2004 年的 2.7%，提高到现在的 62.4%。2010—2018 年共为 8349 万名计划怀孕夫妇提供免费检查。

（二）二级预防

二级预防是产前干预，减少严重 BD 患儿出生。通过孕期筛查和产前诊断识别胎儿严重 BD 及早终止妊娠，是对一级预防的补充。主要检查手段包括影像学、血清学和分子生物学方法，检出率可达 98.2%。产前超声检查是目前产前诊断的首选方法，能对胎儿的主要结构畸形进行筛查。有研究报道，产前超声检查对 CHD 的检出率可达 74% ～ 88%。对于可矫正的心脏畸形，超声检查能促进早治疗；对于严重心脏畸形，对指导终止妊娠亦有重要意义。

1. 唐氏筛查（Down's screening） 唐氏综合征（Down's syndrome）是最常见的染色体异常病之一，患者的 21 号染色体比正常人多出一条，共 47 条染色体，临床表现为：智力低下，特殊面容，肌张力低下，眼裂上斜，鼻梁扁平，舌大、外伸和流涎。约 40% 患者伴有先天性心脏病。50% 唐氏综合征患者患有器官异常，但一般可活到成年，由于智力障碍，他们需要长期看护，给家庭带来巨大的负担。唐氏综合征是染色体异常引起的，因此不能通过药物或手术治疗。尚无明确的有效治疗方法，产前筛查和诊断是防控的有效措施。唐氏综合征发病率随孕妇的年龄增长而增高，孕妇 35 岁以后发生风险显著上升。

唐氏综合征筛查方式包括：早孕期筛查、中孕期筛查、孕妇外周血胎儿游离 DNA 检测。目前早孕期筛查内容包括：胎儿颈部透明层（NT）＋母血生化指标（孕周为 11 ～ 13 周$^{+6}$），准确率达 70%，假阳性率 5% ～ 7%。中孕期筛查内容是母血生化指标（孕周为 15 ～ 20 周$^{+6}$），准确率达 55%，假阳性率 5% ～ 7%，除可对 21- 三体、18- 三体、13- 三体综合征进行风险评估外，还可对胎儿神经管畸形发生风险进行评估；由于中孕期唐氏筛查检出率低，目前在能开展 NT 的单位一般采用早孕期唐氏筛查；部分单位开展早孕期唐氏筛查和中孕期唐氏筛查的联合筛查，但是该联合方案提高检出率的同时增加了假阳性率。

2. 胎儿染色体非整倍体无创基因检测（non-invasive prenatal testing，NIPT） 通过抽取孕妇 5 ml 血液样本来检测胎儿游离 DNA，分基础版和升级版，使用高通量测序技术，结合先进的生物信息学分析，便能分辨出胎儿是否患有唐氏综合征，以及其他一些染色体异常。任何孕妇想接受没有流产风险、准确率高的唐氏综合征筛查，或者已接受唐氏综合征筛查、结果为高风险的孕妇，想避免因假阳性而行有流产风险的介

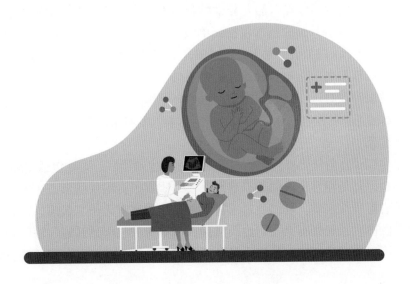

入性产前诊断时，都可在知情同意下于孕 12 周后选择 NIPT，是迄今为止孕妈妈最安心的检查胎儿唐氏综合征的方法。安全、快速的 NIPT 具有一定的临床应用价值，但筛查双胎妊娠染色体异常的综合阳性预测值（PPV）有限，筛选效率不稳定，双胎妊娠应为该检测手段的慎用人群。NIPT 适用于 21-、18- 和 13- 三体筛查，尤其是 21- 三体，对其他 15 种性染色体非整倍体（SCA）和遗传综合征也有一定的参考价值。

NIPT 是第二代基因测序方法，是近年产前筛查胎儿常见非整倍体的技术性突破。NIPT 通过母血检测胎儿 DNA 筛查常见非整倍体，假阳性率约为 0.1%，其准确性、特异性及敏感性均可达到 97.08% ～ 100%，远高于唐氏筛查结果，目前一、二代基因测序技术已较为成熟，正向三代测序发展。

3. 胚胎植入前遗传学诊断（preimplantation genetic diagnosis，PGD）　通过检测胚胎的 23 对染色体结构、数目，分析胚胎是否有遗传物质异常，从根本上阻断遗传病在家庭中传递。相对于传统的绒毛活检、羊水穿刺等，PGD 可以检测胚胎的单基因遗传病、染色体结构和数目变异、基因位点突变等，是产前诊断的最早形式。

4. 介入性产前诊断（invasive prenatal diagnosis）　介入性产前诊断又称侵入性产前诊断，是通过采取胎儿绒毛、羊水或脐带血进行遗传学、酶学、生化等检测；应提供专业的遗传咨询，根据孕周建议采用不同的介入性产前诊断技术，早孕期介入性产前诊断技术是孕 11 ～ 13 周$^{+6}$ 经腹部采取胎盘绒毛进行染色体检测、基因芯片检测及单基因病的相关检测；而中孕期介入性产前诊断技术则是孕 16 周后通过羊膜腔穿刺术抽取适量羊水进行上述检测。随着介入性产前诊断技术在多家医院开展，操作人员得到规范培训，以上两种技术流产率越来越低，约为 0.1% ～ 0.3%，而早孕期绒毛活检术不但具有流产率低还具有尽早产前诊断尽早终止妊娠的优势，于国内得以在越来越多中心开展。随着分子遗传学技术的发展，如基因芯片及外显子测序的应用，经皮脐带血穿刺术很少用于染色体核型分析，而主要用于评价胎儿是否合并贫血及宫内感染。

5. 胎儿宫内治疗（uterine treatment）　随着产前诊断发展的日益成熟，发现的胎儿疾病越来越多，宫内治疗在对胎儿异常的自然发展史和病理生理学深入了解的基础上正式发展起来。目前开展的技术包括：单绒毛膜双羊膜囊（MCDA）的相关并发症［如双胎输血综合征（TTTS）］发生时通过胎儿镜下激光凝固胎盘血管吻合支；发生选择性生长受限或双胎之一胎儿异常通过射频消融手术进行选择性减胎术；RhD 血型不合导致胎儿贫血时及时进行宫内输血治疗；各种原因引起的胎儿胸腔积液进行分流术以有效缓解对胎儿肺的压迫；胎儿膈疝时进行球囊气管封堵术等。

6. 超声检查

（1）早孕期子宫附件检查：子宫附件是女性的生殖器官，附件包括卵巢和输卵管，子宫附件彩超也就是通常所说的妇科超声，通过观察子宫附件的形态、大小，排除子宫附件是否有器质性疾病。可以通过子宫附件彩超观察有无子宫肌瘤、宫颈肿瘤，检查子宫内膜的厚度，观察有无子宫内膜息肉、卵巢囊肿、卵巢肿瘤、输卵管积水、盆腔积液等。可以通过彩超确定是宫内早孕还是宫外妊娠，也可以在彩超的引导下做输

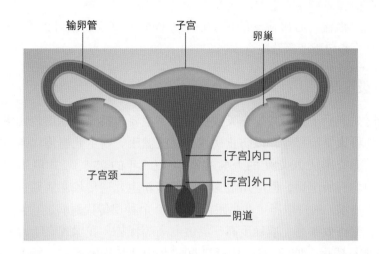

卵管的通液、造影或者卵巢囊肿穿刺。子宫附件彩超可以通过腹部途径进行，也可以通过阴道途径进行，如果做腹部彩超则检查前需要憋尿使膀胱充盈，子宫附件的形象才能够完整地显示出来，阴道彩超则需于检查前排空膀胱。

（2）NT检查：NT（nuchal translucecy）是胎儿颈部透明层的缩写，是 $11 \sim 13^{+6}$ 孕周围绕在胎儿颈项后部流动性的半透明蛋白膜。它的厚度与胎儿唐氏综合征呈正相关，并可以通过超声成像测量。一般NT值位于第 5 ~ 95 百分位数为异常；在NT正常情况下可以NT结合血清学指标进行早孕期唐氏筛查；若NT增厚则有介入性产前诊断指征，排除染色体、基因微缺失微重复综合征甚至罕见遗传性疾病的可能；在介入性产前诊断结果正常情况下，NT增厚则预示胎儿结构畸形发生率及围产期死亡率明显增加，需要定期超声检查。

（3）超声排畸检查（超声大排畸）：超声大排畸是指利用超声波排查胎儿重大畸形的一种无创性检查方法，是中孕期胎儿系统性超声筛查的俗称，最佳的检查时间是孕 18 ~ 24 周，此阶段胎儿的大部分器官结构已经发育，胎儿大小适中，宫腔空间相对较大，超声显影较清晰，有利于对胎儿进行较详细全面的超声检查。大排畸主要检查胎儿在子宫内发育情况是否符合孕周，可发现宝宝脏器的重大畸形以及羊水胎盘等情况。按照国家卫生和计划生育委员会（原卫生部）《产前诊断技术管理办法》规定，筛查的六大致死性畸形为：无脑儿、严重脑膨出、严重开放性脊柱裂、严重胸腹壁缺损伴内脏外翻、单腔心、致死性软骨发育不良。此外，还可以排查例如脑积水、严重唇裂、一些先天性心脏病、水肿胎等胎儿畸形。但是超声检查是一种间接检查方法，受孕妇腹壁厚度、羊水量和胎儿体位等多因素影响，诊断符合率不可能达到100%。对有些先天性心脏病、单纯腭裂、手指或脚趾异常、外耳异常等检查能力不足，对功能性异常比如智力、视力、听力、吞咽功能等无法查出，也就是说大排畸并不能完全将所有的胎儿畸形都检查出来。

（4）胎儿超声心动图检查：胎儿超声心动图是对胎儿心脏进行简单、无创、可重复的检查手段之一。主要用于了解胎儿心脏的形态学有无异常，了解心功能是否正常，特别是对先天性心脏病、心脏瓣膜疾病是首选的检查方法。心脏彩超是唯一能动态显示心腔内结构、血流、心脏搏动的重要仪器，同时心脏彩超还可以了解肺动脉压力、主动脉瓣压力、心包积液等情况。

三、三级预防

三级预防是产后干预，减少先天残疾发生。主要包括新生儿遗传代谢病筛查、听力筛查、内外科康复治疗等，以防止病残，促进健康。新生儿遗传代谢病筛查在全国已经普及，其筛查率从 2002 年的 15% 提高到 2017 年的 97.5%。串联质谱法在出生缺陷三级预防中均有所应用，但应用最为广泛的是新生儿遗传代谢病筛查，是新生儿疾病筛查的首选技术，通过取新生儿足跟血可对 40 余种遗传代谢病进行筛查，较之传统筛查方法具有筛查效率高、准确度高、灵敏度高等优势。我国现有听力障碍人群高达 2780 万，占现有残疾人群的 1/3。耳聋约 60% 是由遗传因素所致，新生儿物理听力筛查联合串联质谱法耳聋基因筛查是防聋控聋的最佳策略，有助于早期发现新生儿听力异常，及早干预，减少耳聋发生。

2018 年全面启动新生儿先天性疾病筛查，早期筛查使危重型心脏病患儿得到了早期诊治，降低了儿童死亡率。目前 CHD 筛查方法为心脏听诊联合经皮血氧饱和度测定，此方法可检出 92% 的 CHD。我国逐步将 CHD、血友病、唇腭裂、尿道下裂、苯丙酮尿症纳入大病保障范围。实施先天性结构畸形及遗传代谢病救助项目，为 6 大类 72 种结构畸形及多种遗传代谢病患儿提供医疗费用补助。2011 年数据显示，全国约 90% 的苯丙酮尿症患儿和 98% 的先天性甲状腺功能减退症患儿接受了治疗。2013 年 "国家基因库全国出生缺陷联盟" 建设完成中国最大的出生缺陷样本库以及数据库，该联盟依托国家基因库搭建资源信息共享平台，整合、公开和提供来自联盟成员的出生缺陷样本。生物样本库以及数据库既能为转化研究提供丰富资源，更能为出生缺陷早期干预提供强有力的支持。姜晏等的研究显示，生物样本库的建立有助于对已孕夫妇进行生育指导和早期干预，避免相关出生缺陷风险，预防出生缺陷发生。另有研究显示，生物样本库以及数据库还有助于促进精准医学的发展，从而助力出生缺陷防治的精准化。

目前，我国出生缺陷防控工作已取得了诸多方面的显著进展和多项技术突破，但由于我国出生人口基数大，出生缺陷防控形势依然严峻，出生缺陷仍是全球共同关注的重大公共卫生问题。由于人口众多，我国出生缺陷总发生率及其在儿童主要死因的排名上升；出生缺陷致家庭经济负担重；出生缺陷防治能力和防治需求的不平衡等也是目前出生缺陷防控所面临的重大问题和挑战，需要全社会共同努力，在提高医疗服务质量的同时加强患者科普教育，及时进行出生缺陷的相关预防。

参考文献

［1］杨美剑.妇女保健与优生优育研究进展［J］.实用妇科内分泌杂志（电子版），2017，4（4）：10-11.

［2］中华人民共和国卫生部.中国出生缺陷防治报告（2012）［R］.北京：中华人民共和国卫生部，

2012.

［3］胡淑怡，杜莉，朱丽萍.国内外围孕期保健服务研究进展［J］.中国妇幼保健，2019，34（1）：220-222.

［4］World Health Organization. Congenital anomalies［R］. Geneva：World Health Organization，2016.

［5］Baldacci S，Gorini F，Santoro M，et al. Environmental and Individual exposure and the risk of congenital anomalies：a review of recent epidemiologicalevidence［J］. Epidemiol Prev，2018，42（3～4Suppl1）：1-34.

［6］AlmliLM. Association between infant mortality attributable to birth defects and payment source for delivery-United States，2011-2013［J］. MMWR Morb Mortal Wkly Rep，2017，66（3）：84.

［7］Lamichhane DK，Leem JH，Park M，et al. Increased prevalence of some birth defects in Korea 2009-2010［J］. BMC Pregnancy Childbirth，2016，16（1）：1-10.

［8］World Health Organization. Birthdefect［R］. Geneva：World Health Organization，2019.

［9］Kurdi A，Majeed-Saidan M. World birth defects day. Towards a national registry for birth defects in Saudi Arabia［J］. SaudiMedJ，2015，36（2）：143-145.

［10］刘永红，陈远明.我国干预新生儿出生缺陷工程的现状与进展［J］.大众科技，2018，20（9）：58-59.

［11］孙冰洁.我国22种出生缺陷大幅下降：更多重大出生缺陷病种有望纳入大病专项［J/OL］. http://guoqing.china.com.cn/2019-07/26/content_75036256.htm.

［12］Announcement：National Birth Defects Prevention Month and Folic Acid Awareness Week-January 2018. MMWR Morb Mortal Wkly Rep，2018，66（51-52）：1411.

［13］Grant GB，Desai S，Dumolard L，et al. Progress toward rubella and congenital rubella syndrome control and elimination-worldwide，2000-2018［J］. MMWR Morb Mortal Wkly Rep，2019，68（39）：855-859.

［14］Kinsner-Ovaskainen A，Lanzoni M，Garne EE，et al. A sustainable solution for the activities of the European network for surveillance of congenital anomalies：EUROCAT as part of the EU Platform on Rare Diseases Registration［J］. Eur J Med Genet，2018，61（9）：513-517.

［15］Tucker FD，Morris JK；JRC-EUROCAT Management Committee. Correction to：EUROCAT：an update on its functions and activities. J Community Genet，2019，10（2）：323.

［16］Yoon PW. The national birth defects prevention study［J］. Public Health Rep，2001，116（90001）：32-40.

［17］Tinker SC，Carmichael SL，Anderka M，et al. Next steps for birth defects research and prevention：The birth defects study to evaluate pregnancy exposures（BD-STEPS）. Birth Defects Res A Clin Mol Teratol，2015，103（8）：733-740.

［18］Nitta H. Outline of the Japan Environment and Children's Study and the Framework of Genome Analysis. Nihon Eiseigaku Zasshi，2016，71（1）：91-93.

［19］Mezawa H，Tomotaki A，Yamamoto-Hanada K，et al. Prevalence of Congenital Anomalies in the Japan Environment and Children's Study. J Epidemiol，2019，29（7）：247-256.

［20］JohnsonKJ，LeeJM，AhsanK，et al. Pediatric cancer risk in association with birth defects：A systematic review［J］. PloS ONE，2017，12（7）：e0181246.

［21］Zaidi S，Brueckner M. Genetics and genomics of congenital heart disease［J］. CircRes，2017，120（6）：923-940.

［22］Thomford NE，Dzobo K，Yao NA，et al. Genomics and epigenomics of congenital heart defects：expert review and lessons learned in Africa［J］. OMICS，2018，22（5）：301-321.

［23］国家卫生健康委员会.中国妇幼健康事业发展报告（2019）［R］.北京：国家卫生健康委员会，

2019.

［24］程文.孕前健康体检的现状分析及孕前保健的模式研究［J］.中国医药指南，2017，15（12）：179-180.

［25］刘帅妹，张瑞金，周青，等.精准医学与出生缺陷预防［J］.实用预防医学，2019，26（2）：132-135.

［26］谢艳冰.分析产前胎儿系统超声筛查在减少出生缺陷中的临床应用［J］.世界最新医学信息文摘，2019，19（74）：201-202.

［27］余宏盛，胡晞江.基于高通量测序技术应用于孕期无创产前筛查人群的结果分析［J］.实用医学杂志，2019，35（3）：433-436.

［28］吴玥丽，张琳琳，李琳，等.高通量测序技术在无创性产前胎儿染色体缺失重复检测中的应用［J］.中国计划生育学杂志，2019，27（6）：789-792.

［29］陈欢，吴畏.胚胎植入前遗传学检测技术的发展及临床应用［J］.国际生殖健康/计划生育杂志，2019，38（4）：300-304.

［30］封纪珍，贾立云，王熙，等.石家庄地区128399例新生儿多种遗传代谢病串联质谱筛查结果分析［J］.临床检验杂志，2020，38（5）：344-349.

［31］白文学，龙川江.江津区新生儿串联质谱法遗传代谢病筛查研究［J］.数理医药学杂志，2019，32（8）：1180-1182.

［32］张亚果，苏星月，李婷，等.四川省部分地区新生儿遗传代谢病串联质谱筛查情况分析［J］.中国儿童保健杂志，2020，28（7）：809-812.

［33］郭克建，周旋，陈西贵，等.济宁地区48297例新生儿串联质谱法遗传代谢疾病筛查的应用［J］.中国优生与遗传杂志，2017，25（6）：77-79.

［34］Zhao QM，Ma XJ，Ge XL，et al. Pulse oximetry with clinical assessment to screen for congenital heart disease in neonates in China：a prospective study［J］. Lancet，2014，384（9945）：747-754.

［35］姜晏，李璐，吴玉璘，等.出生缺陷生物样本库建设及管理实践［J］.中国医药导报，2017，14（30）：164-167.

［36］刘艳红，叶庆.精准医疗时代下生物样本库的建设与发展特点［J］.协和医学杂志，2021，12（02）：254-259.

［37］Cheng Y，Lu X，Tang J，et al. Performance of non-invasive prenatal testing for foetal chromosomal abnormalities in 1048 twin pregnancies. Mol Cytogenet，2021，14（1）：32.

［38］Pang Y，Wang C，Tang J，et al. Clinical application of noninvasive prenatal testing in the detection of fetal chromosomal diseases. Mol Cytogenet，2021，14（1）：31.

第三节　胎儿生长受限

胎儿生长受限（fetal growth restriction，FGR）是产科常见并发症之一，具有特定的临床特征、近期和远期风险。

一、定义

胎儿生长受限是指受母体、胎儿、胎盘等病理因素影响，胎儿生长未达到其应有的遗传潜能，胎儿体重低于同孕龄平均体重的两个标准差，或低于同龄正常体重的第10百分位数。我国发生率为6.39%，是围生儿死亡的第二大原因。死亡率为正常发育儿的 6～10 倍。在死亡中约占围生儿的 30%，产时宫内缺氧围生儿中 50% 为 FGR。

二、妊娠生理

胎儿发育分三阶段，第一阶段（妊娠 17 周之前）：主要是细胞增殖，所有器官的细胞数目均增加。第二阶段（妊娠 17～32 周）：细胞继续增殖并增大。第三阶段（妊娠 32 周之后）：细胞增生肥大为主要特征，胎儿突出表现为糖原和脂肪沉积。根据 FGR 发生时期、胎儿体型并结合发病原因分为三类。

（一）内因性匀称型 FGR

系原发性 FGR，于受孕或胚胎早期，有害因素即产生作用，使胎儿在体重、头围和身长三方面均受到抑制。因头围和腹围均小，故为匀称型 FGR。其原因多为遗传物质如基因染色体异常或外界有害因素如病毒感染、中毒、放射性物质影响。

（二）外因性不匀称型 FGR

孕早期胚胎发育正常，晚期才受到有害因素影响，因而胎儿内部器官发育正常，头围身高不受影响，但体重较轻，显得胎头较大，故为不匀称型 FGR。其基本原因为胎盘功能不足。常见病因为妊娠高血压疾病、慢性高血压、慢性肾炎、糖尿病、双胎、过期妊娠、烟酒等。

（三）外因性匀称型 FGR

为以上两种类型的混合型。由于重要生长因素如叶酸、氨基酸或其他营养物质缺乏引起，致病因素虽是外因，但在整个妊娠期却都产生影响，所以后果类似内因性 FGR。

单位：周

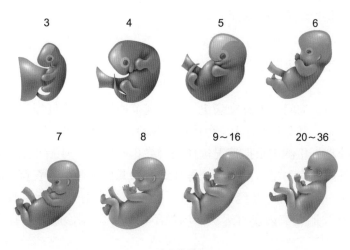

3   4   5   6

7   8   9～16   20～36

胎儿的发育

三、诊断及治疗要点

（一）胎儿生长受限的诊断

目前尚缺乏精确诊断 FGR 的金标准，参考发表的 FGR 专家共识，FGR 的诊断流程包括三步：①核实孕周；②超声评估胎儿生长；③寻找 FGR 病因。胎儿生长受限的准确诊断，应该基于准确核对孕周的基础上，包括核对月经史、排卵期、早孕的彩超等。根据各项衡量胎儿生长发育的指标和动态的变化，以尽早诊断胎儿生长受限。胎儿生长受限可以通过以下指标来判断。

1. 临床指标　测量宫底的高度，推测胎儿大小，此法简单易行，可用于低危人群的筛查。如果宫底高度连续测量 3 周均在第 10 个百分位数以下，为筛选胎儿生长受限的指标。但是个体差异比较大，所以预测的准确率也会有一定的影响。妊娠 26 周以后，宫底高度低于正常标准的 4 cm 以上，应高度怀疑胎儿生长受限。

2. 彩超监测指标　彩超可以测量胎儿的双顶径、头围、股骨长、腹围等指标，作为判断胎儿大小的指标。根据这几项数值可大致估算胎儿体重，如果胎儿体重低于相应孕周胎儿体重的第 10 个百分位数以下，考虑胎儿生长受限，应至少 2 周复查一次，减少假阳性率。若多次彩超均提示胎儿生长受限可能，应按照胎儿生长受限处理。

胎儿生长受限一经诊断，就需积极寻找病因，胎儿生长受限的病因大致可分为母体、胎儿和胎盘脐带因素。导致胎儿生长受限的母体疾病包括与血管疾病相关的任何慢性疾病，如妊娠高血压疾病、糖尿病、自身免疫性疾病、抗磷脂综合征、母体感染等；引起胎儿生长受限的胎儿疾病包括胎儿染色体异常，如 13- 三体或 18- 三体，许多类型结构畸形（但没有染色体或遗传异常）也会增加胎儿生长受限的风险；胎盘脐带因素引起的胎儿生长受限，包括胎盘梗死、环状胎盘、胎盘血管瘤、脐带异常如脐带帆状附着或胎盘边缘附着等。虽然这些病症的主要病理生理机制不同，但它们通常具有相同的最终共同途径：不理想的子宫-胎盘灌注和胎儿营养。

（二）胎儿生长受限的治疗

方法相当有限，一般有以下几种。

1. 一般治疗　卧床休息，吸氧，孕妇左侧卧位，改善子宫-胎盘血流灌注，疏通胎盘微循环。

2. 寻找病因　询问有无感染病史，定期规范产检，排除妊娠高血压疾病，超声观察有无胎儿畸形，唐氏筛查有无染色体疾病风险，必要时行胎儿染色体核型检查。

3. 产科处理　检测与根据情况选择是否终止妊娠是产科胎儿生长受限的主要处置方法，终止妊娠前应测量宫高、腹围等并结合胎儿情况衡量是否符合诊断条件。选择终止妊娠的方法有剖宫产及经产道顺产。分娩前应做好新生儿急救准备，必要时转新生儿科治疗。胎儿宫内发育迟缓病因尚不明确，临床诊断及治疗有待进一步研究完善。

四、临床咨询

（一）保持良好的饮食生活习惯

1.均衡营养　胎儿的成长需要各种各样的营养，缺乏某些营养可能会导致发育不良或是发育缓慢，所以孕期孕妇饮食要注意均衡营养。

2.饮食清淡　在营养均衡的基础上，孕妇还要做到饮食清淡，尽量选择蒸、煮、炖等烹饪方法对食材进行加工，避免高油、高脂、高热量、辛辣刺激食物的摄入。

3.不偏食、不节食　一些孕妇孕期体重增加过多，但胎儿仍旧比较瘦小，可以采取少食多餐、多吃粗粮、多吃蔬菜的方法，而不是偏食或节食。一日三餐要吃好，每餐吃到八分饱，两餐之间的加餐可以选择含糖量较低的水果或蔬菜、坚果等，少吃各种糕点。

4.补充微量元素、铁、钙及多种氨基酸　孕中期每天蛋白质供给标准为 80 g，孕晚期达 90 g 以上，且最好是优质蛋白，蛋白质需通过饮食获得，膳食中动物蛋白与豆类应占 1/3 以上，孕中期每日应摄入钙 1 g，孕晚期为 1.5 g。一般植物性食物的铁吸收率较低，动物性食物的铁吸收率高。根据世界卫生组织《产前保健积极妊娠建议》孕妇应每日口服 30 ～ 60 mg 元素铁。

中国孕期妇女平衡膳食宝塔

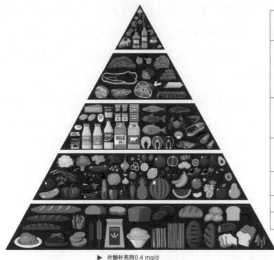

	孕中期	孕晚期
油	25～30 g	25～30 g
加碘食盐	<6 g	<6 g
鱼禽蛋肉类	150～200 g	200～250 g
畜兽肉	50～75 g	75～100 g
		每周进食1～2次动物血或肝脏
水产品	50～75 g	75～100 g
蛋类	50 g	50 g
谷薯类	275～325 g	300～350 g
全谷物和杂豆	75～150 g	75～150 g
薯类	75～100 g	75～100 g
奶类	300～500 g	300～500 g
大豆/坚果	20 g/10 g	20 g/10 g
蔬菜类	300～500 g	300～500 g
		每周至少进食1次海藻类蔬菜
水果类	200～400 g	200～400 g
水	1700～1900 ml	1700～1900 ml

▶ 叶酸补充剂0.4 mg/d
▶ 贫血严重者在医生指导下补充铁剂
▶ 适度运动
▶ 每周测量体重，维持孕期适宜增重
▶ 愉悦心情、少喝含糖饮料
▶ 准备母乳喂养
▶ 不吸烟、远离二手烟
▶ 不饮酒

孕早期食物量同备孕期

每天必须至少摄取含130 g碳水化合物的食物
(具体食物量请咨询注册营养师)

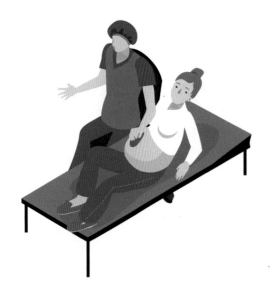

（二）定期产检

孕前要进行优生优育的检查，怀孕后要定期产检，早期发现母胎异常，早期干预。

（三）积极治疗基础疾病

有些妇女患有一些基础疾病，如糖尿病、高血压、抗心磷脂综合征等，这些疾病会影响胎盘功能，导致胎儿生长受限，所以孕前应积极治疗，未治疗的或基础疾病未控制的暂缓怀孕，孕期新发现的母体疾病更应该治疗，以免影响胎儿发育。

（四）数好胎动

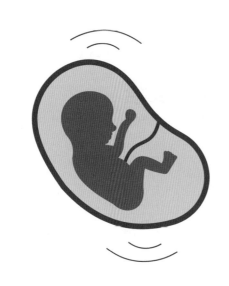

胎儿生长受限时，胎儿在子宫内容易发生缺氧，缺氧时孕妇能感知到的就是胎动的异常。胎动是指胎儿在子宫内的自主性活动，然后撞击到子宫壁，而引起腹部的感知和变化。正常情况下孕 4 个月时就可以感受到胎动的情况了，一开始比较微弱，随着孕周的时间推移，胎动也会比较明显，幅度也会比较大。一般建议孕妇在 28 周时开始有规律地检测胎动。通常可于早中晚三个阶段，分别挑出一个小时来计算胎动，然后把 3 次的胎动次数相加乘以 4，即可大概算出一天 12 h 内胎动的次数，一般 12 h 内胎动次数在 30 次左右是比较正常的，或者是 2 h 以内胎动次数在 10 次左右，如果胎动异常，孕妇要警惕，需要咨询医生，确认胎儿健康情况。

（五）保持良好的睡眠

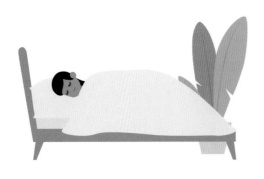

孕妇的良好睡眠也是胎儿正常发育的基本保证，睡眠正常是指白天或者晚上都休息得比较好，特别是晚上如果休息得比较好，那么肯定有利于胎儿健康发育，因为夜间人体开始进入休息状态，各器官也是在夜间进行调整的。

（六）心理疏导

妊娠期间由于激素水平的影响，孕妇心理可能会出现一些变化，健康愉悦的心态对于孕妇来说太重要了，孕妇的心情会直接影响到胎儿的健康发育，故应经常与孕妇交谈，给予其心理疏导，保持其心情愉悦。

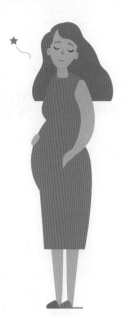

五、咨询注意事项

（一）不良的饮食习惯

有些孕妇认为胎儿小是营养不良导致的，所以发现胎儿生长受限后尽量补充更多的营养，殊不知营养过剩的一个直接后果就是导致肥胖，不仅不能达到治疗胎儿生长受限的目的，还可能增加妊娠糖尿病、妊娠高血压疾病的发生危险。对于孕期补钙的问题，有些孕妇认为孕期补钙，多多益善。但是有些孕妇体内并不缺钙也盲目进补，这样就适得其反了。超量补钙，会增加肾结石的危险，还可能对其他因素诱发的癌症有促进作用。故正常孕妇应尽量从膳食中获取钙，缺钙孕妇可在医生指导下服用钙制剂。

（二）不良的心理情绪

如果胎儿生长受限是由于胎儿先天发育严重异常引起或者胎儿发生宫内流产或死胎而不得不引产时，会对孕妇心理造成严重打击。这时家人要陪伴其康复及进行心理疏导。

参考文献

［1］中华医学会围产医学分会胎儿医学学组，中华医学会妇产科学分会产科学组.胎儿生长受限专家共识（2019版）［J］.中华围产医学杂志，2019，22（6）：361-380.

［2］ACOG. Practice Bulletin No.204：fetal growth restriction［J］. Obstet Gynecol，2019，133（2）：97-109.

［3］Martins JG，Biggio JR，Abuhamad A. Society for Maternal-Fetal Medicine（SMFM）. Diagnosis and management of fetal growth restriction：（Replaces Clinical Guideline Number 3，April 2012）. Am J Obstet Gynecol，2020，223（4）：B2-B17.

［4］Stampalija T，Arabin B，Wolf H，et al. An abnormal cerebroplacental ratio（CPR）is predictive of early childhood delayed neurodevelopment in the setting of fetal growth restriction. Am J Obstet Gynecol，2020，222（4）：391-392.

［5］Sharp A，Jackson R，Cornforth C，et al. A prediction model for short-term neonatal outcomes in severe early-onset fetal growth restriction. Eur J Obstet Gynecol Reprod Biol，2019，241：109-118.

［6］Aldrete-Cortez V，Poblano A，Tafoya SA，et al. Fetal growth restriction：From Polyvagal theory to developmental impairments？ Brain Dev，2019，41（9）：769-775.

［7］Gordijn SJ，Beune IM，Thilaganathan B，et al. Consensus definition of fetal growth restriction：a Delphi procedure. Ultrasound Obstet Gynecol，2016，48（3）：333-339.

［8］World Health Organization. WHO Recommendations on Antenatal Care for a Positive Pregnancy Experience. Geneva：World Health Organization，2016.

［9］中国营养学会.中国居民膳食指南（2016）.北京：人民卫生出版社，2016.

第六章　围孕期父亲保健

生育力低下

据世界卫生组织调查显示，全球约有 15% 的育龄夫妇存在不孕不育问题，不孕不育原因中 20% 是单独由男性因素引起的，其余还有 30%～40% 与男性因素有关。随着工业化的飞速发展和环境污染的日益加重，已有国内外研究显示男性精液质量持续下降，此外，肿瘤发病率也出现明显上升且呈年轻化的趋势，同时近期新型冠状病毒肺炎等全球性传染病盛行，这些情况都对男性生育力造成了不利影响。

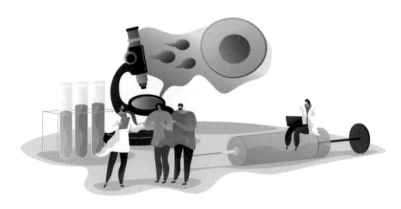

一、定义

男性生育力是指人群中育龄男子能够使其配偶在一定时间（月经周期）内妊娠的能力或概率。WHO 的数据表明：正常夫妇，有规律性生活而不避孕 12 个月内的受孕机会约为 85%，24 个月内约为 93%～95%。配偶妊娠是判断男性生育力最真实的直接证据，也是男性生育力评价的金标准；"妊娠等待时间"（time to pregnancy，TTP）或"备孕时间"，也是男性生育力评价的量化指标之一；而精液参数的变化则是男性生育力改变的替代或间接评价的有效指标。

二、妊娠生理

男性通过性交将精液射入女性阴道内，正常男性每次射出的精液量约 2～6 ml，每毫升约有（0.5～2）亿个精子，精子是男性的生殖细胞，由睾丸产生，平常储存在睾丸及附睾中，射出的精子依靠鞭毛的摆动奋力向前游动，与等待在输卵管的卵子结合，完成受精过程后在子宫腔着床，一个新生命的萌芽就此诞生了。

男性生育力需要具备以下几项基本条件：

（1）具备平衡协调的下丘脑释放激素、垂体促性腺激素和睾丸激素。

（2）具备完善的下丘脑、垂体、睾丸和附睾腺体系统。

（3）具有正常的精液输出通道。

（4）生殖系统具有正常的血液运行和神经支配，能进行性生活。

（5）能产生并释放一定数量及形态正常的精子。

以上条件中的任何一项出现异常都可能导致男性生育力下降。

三、诊断及治疗要点

（1）男性生育力低下不是一种独立的疾病，而是多种疾病和因素造成的结果。因此，其诊断应该包括3个方面：疾病诊断、病理诊断和病因诊断。

1）疾病诊断：是对患者不育状况的基本判断，应明确患者是否患有男性不育、原发还是继发不育。

2）病理诊断：是男性不育的病理基础，可通过精液分析及睾丸活检病理学报告确定。包括精浆异常（如少精液症、精液液化不全、白细胞精子症等）、精子异常（如少精子症、弱精子症、畸形精子症、少弱畸精子症及无精子症等）、睾丸病理学改变（如生精功能低下、生精功能阻滞、唯支持细胞综合征、梗阻型改变、克氏综合征、宦官综合征、原位癌、混合型病变）等。

3）病因诊断：明确男性不育的原发病，也是制订治疗方案的主要依据。包括先天性异常、医源性病因、全身性病因、继发睾丸损伤、内分泌异常、精索静脉曲张、副性腺感染、免疫因素、不明原因等，如男性不育的病因诊断明确，并且采取有针对性的治疗措施后，常可得到满意的疗效。

（2）男性不育的治疗应从病因入手，采取个体化系统治疗，目的在于去除致病因素，改善精液质量，增加自然妊娠机会或提高辅助生殖技术（assisted reproductive technology，ART）的成功率。男性不育主要的治疗方法有药物治疗、手术治疗等常规治疗方法和ART治疗。治疗应遵循的原则是，首先进行合理的常规治疗（包括药物、手术等），无效时再采用ART。

1）目前药物治疗疗效比较肯定的有内分泌治疗、抗感染治疗、抗氧化治疗等。

- 内分泌治疗：目前疗效最为确切的是采用促性腺激素治疗低促性腺型性腺功能低下。既可促进精子产生，又可调节患者雄激素水平，改善性生活质量。抗雌激素类药物如他莫昔芬、氯米芬等，可反馈性促进黄体生成素（LH）和卵泡刺激素（FSH）分泌，改善精液质量，常用于各类少精子症的治疗。对于高泌乳素血症引起的男性不育，采用多巴胺受体激动剂溴隐亭治疗，效果满意。此外，还可使用睾酮反跳疗法治疗特发性少精子症导致的不育。

- 抗感染治疗：生殖道特异性和非特异性感染均可能降低睾丸生精功能，阻塞输精管道，抑制附性腺的分泌，亦是男性不育的原因之一。生殖道感染主要包括急慢性睾丸炎、附睾炎、精囊炎、前列腺炎和尿道炎。常见的致病菌有非特异性的大肠杆菌、葡萄球菌、链球菌等，以及特异性的淋病双球菌、结核杆菌、衣原体和病毒等。对因泌尿生殖系统感染而引起的男性不育，通过敏感药物治疗控制感染，可显著改善精液质量，增加自然妊娠机会。

- 抗氧化治疗：研究证实，精液活性氧水平过高与精子质量差之间存在关联，合理补充营养素是优生优育的重要基础之一，多种维生素和矿物质具有抗氧化作用，通过减少氧化应激改善精子质量，在备孕过程中发挥重要作用。常见抗氧化剂营养素包括叶酸、铁、锌、硒、铜、维生素 E、维生素 C 等。玛咖、淫羊藿、辅酶 Q10、左旋肉碱等物质亦可通过影响营养代谢途径改善男性生育力。

- 其他常用药物：肉毒碱可提高精子活力，提高精液质量；己酮可可碱可改善睾丸微循环，增加精子活力；适当补充锌、硒等微量元素和叶酸，可改善精液质量，提高妊娠机会，常用于少弱精子症治疗。

2）器质性病变造成的不育，无法通过药物治疗解决，应选择针对性的手术治疗。手术治疗的适应证包括：①梗阻性无精子症；②生殖器畸形或发育异常；③精索静脉曲张；④器质性性功能障碍。

3）当传统治疗方法无效时，ART 成为治疗男性不育的重要手段。这在一定程度上绕过了自然妊娠对精子的选择过程，配子和胚胎在体外培养中也可能受到外界因素的干扰，因此，当男性不育需要采用 ART 治疗时，男科医生必须对所用技术的安全性做出评估，并根据伦理学原则告知不育夫妇，真正做到知情同意。

ART 包括人工授精（AI）、体外授精−胚胎移植（IVF-ET）及其衍生技术。AI 是通过非性交方式将精液注入女性生殖道内，用丈夫的精液称为夫精人工授精（AIH），用供精者精液称为供精人工授精（AID）。IVF-ET 主要用于治疗输卵管因素导致的女性不孕，也用于治疗经 AIH 治疗不成功［最多经 4 ～ 6 个宫腔内人体授精（IUI）周期仍未受孕的］男性不育。适应证包括：①男方少、弱精子症；②不明原因的不育；③免疫不孕。卵胞质内单精子显微注射（ICSI）是使用特殊的穿刺针把单个精子注射到卵

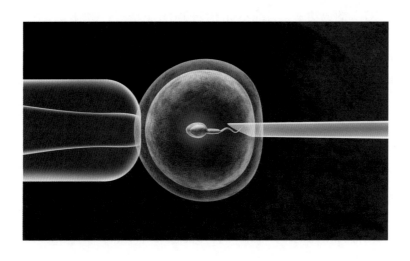

子细胞质中直接授精，使梗阻性无精子症和严重少精子症的患者有机会得以生育。研究表明，采用睾丸或附睾穿刺取精和手淫射精的精子作 ICSI 所得到的冷冻胚胎妊娠率无差别，而且与常规 IVF-ET 冷冻胚胎亦无差别。

四、咨询注意事项

（一）改变不良生活习惯

吸烟是男性生育力低下的重要危险因素之一，烟雾中含有尼古丁、一氧化碳、镉、铅等大量有毒物质，可以直接毒害睾丸附睾，产生大量活性氧族（ROS）损伤精子 DNA 或破坏精子膜，引起精子存活率及活力下降，使睾酮分泌下降，释放儿茶酚胺使血管收缩造成性腺缺血，诱导精子基因突变等。临床研究表明，吸烟与精子质量下降存在量效、时效关系。

酒精可损伤下丘脑-垂体-性腺生殖轴，通过损害睾丸生精上皮和影响性激素的合成两种途径直接和（或）间接影响精液质量。且饮酒量与精子发生异常之间呈正相关关系。动物实验证明烟酒对精子的损害具有协同作用。

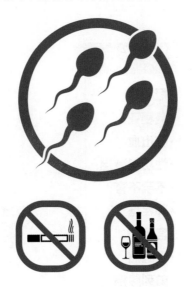

长期久坐、坐浴、桑拿浴、穿着牛仔裤和紧身裤等日常行为可使睾丸局部温度升高，从而影响生精过程，导致精液质量下降。这些可能与睾丸内环境改变、生精细胞凋亡有关。

（二）尽量远离化学污染、电离辐射、高温等环境

接触重金属及其化合物如铅、汞、铝、铜、锰、镍、铬、砷等能损害男性生殖系统，蓄电池和使用焊锡等铅作业的工人，特别是铅中毒者，精子数显著减少；含有苯及其同系物、二硫化碳和甲醛等化合物的有机溶剂对男性生殖系统亦有明显毒性作用，受影响最大的是油漆工、装修工、建筑工和印刷工。塑料管和药品制造业及食品塑料包装等含有的邻苯二甲酸二丁酯，也有明显的生殖毒性。

人们在生活、工作中主要接触的电磁场一般可分为天然电磁场、射频电磁场、工频电磁场。大剂量长时间的辐射后可出现性激素分泌紊乱、曲细精管萎缩、生精细胞减少及排列紊乱、成熟精子减少、附睾分泌紊乱等。

男性睾丸对高温敏感，阴囊温度只要上升 1 ～ 2℃就会抑制精子的生成，持续的高温环境能引起睾丸内微循环、氧代谢和酶活性等改变，使生殖细胞损害如精子畸形率高、活力降低、密度减少等导致不育。高温热损害与温度和持续的时间密切相关，常见于司机、厨师、锅炉工、消防员等职业。

（三）保持合理体重

肥胖对人们的健康有着多方面的负面影响，包括增加心血管疾病、2 型糖尿病、睡眠呼吸暂停综合征、骨关节炎的患病率。对于男性来说，肥胖可以导致逃避性行为，部分患者出现性表现难度增加，以致性生活满意度降低。同时肥胖还增加了男性勃起功能障碍、早泄、迟发性性腺功能减退症的发生率。推崇健康生活，维持正常体重应该引起人们的重视。

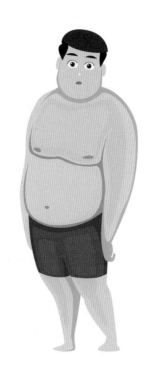

与肥胖密切关联的疾病

·糖尿病	·冠心病
·高血压	·脑梗死
·高脂血症	·脑出血
·脂肪肝	·性功能减退
·痛风	·不孕不育
·胆结石	·肺栓塞
·关节炎	·宫颈癌
·肾结石	·乳腺癌
·睡眠障碍	·前列腺癌

（四）保持适当的性生活频率

性生活的频率对生育能力有一定的影响。当男性精子数过少时，性生活过于频繁，精子数量会更少，进而减小生育机会。有关研究表明，当禁欲时间少于 12 h，精液量和精子密度都将比平时减少 50% 以上；若禁欲时间达到 24 h，精子储备则会迅速增加。故应保持适当的性生活频率，顺其自然。

参考文献

［1］Jungwirth A，Diemer T，Dohle GR，et al. Guidelines on male infertility［J］. Euro Urol，2013，7： 1-60.

［2］李铮，张忠平，黄翼然，等主译 . 世界卫生组织男性不育标准化检查与诊疗手册［M］. 北京： 人民卫生出版社，2007.

［3］Patrick JR，Frank HC，Timothy BH，et al. The standardized investigation and diagnosis of the infertile couple［M］. World Health Organization，London：Cambridge University Press，1993.

［4］Patrick JR，Frank HC，Timothy BH，et al. WHO manual for the standardized investigation，diagnosis and management of the infertile male［M］. World Health Organization，London：Cambridge University Press，2000.

［5］朱积川 . 男科疾病诊治指南［M］. 北京：中华医学会，2007.

［6］郭应禄，胡礼泉 . 男科学［M］. 北京：人民卫生出版社，2004：970-1031.

［7］中国医药教育协会生殖内分泌专业委员会 . 生殖健康与补充多种微量营养素的中国专家共识［J］. 中国实用妇科与产科杂志，2021，37（04）：453-456.

下篇 围孕期及产后保健指导

第七章 孕前保健

第一节 营养均衡，利于未来孕产

妊娠期是胎儿机体组织器官形成和发育的关键时期，胎儿宫内生长发育需要依赖于母体的营养和健康状态。宫内营养不良可能是母体营养不良引起的，有研究表明，妊娠期育龄妇女营养不良（营养过剩和不足）会造成胎儿器官发育不良或迟缓，增加妊娠期合并症的发生，甚至流产、死胎或胎儿畸形，还会对胎儿远期体格发育、神经认知发育产生不良影响。因此，为了孕妇和胎儿的健康，我们应该重视孕期的营养，做到营养均衡。

一、什么是营养均衡

（1）对营养物质的摄入和消耗要均衡。当摄入长期大于消耗，能量就会以脂肪的形式存储在身体里，这就是导致发胖的原因。反之，摄入太少，消耗过多，则会导致消瘦。

（2）各种营养物质的摄入要均衡。人体需要有蛋白质、碳水化合物、脂类等营养物质，同时维生素和矿物质也很重要，这些都有一个适合的生理需求量，少了不足多了不好。

孕妇比起普通人更应该注重营养的均衡，避免营养不足或营养过剩。

二、营养补充不足的后果

近年来研究认为，维生素 A 和维生素 B_2 及维生素 B_6 和叶酸的缺乏与缺铁性贫血有关。贫血孕妇体内存在多种反应，此反应可以导致孕妇的不良妊娠结局的发生率增加。B 族维生素的摄入不足可导致胎儿在宫内发育迟缓，进而影响胎儿的各系统发育。此外，微量元素锌与胎儿神经发育有关，膳食锌的摄入不足可导致胎儿神经发育障碍，还可以导致胚胎发生先天性畸形和宫内发育停滞的风险。膳食中钙的摄入不足会导致新生儿的骨发育受到限制，进而影响到新生儿的体格发育状况。妊娠期营养不足引起不良妊娠结局的发生，早产或低出生体重不仅导致新生儿体格发育迟缓和智力低下，还会进一步增加成年期疾病的发生率。

妊娠早期胚胎以细胞分裂为主，12 周末胚胎体重不超过 20 g。因此，妊娠早期不需要额外增加能量，妊娠 12 周末孕妇体重增加应在 2 kg 之内。也有部分孕妇由于妊娠早期出现恶心呕吐的反应，影响进食导致体重减轻。由于妊娠早期是胎儿神经管及主要内脏器官形成的重要时期，如孕母处于持续负氮平衡，可能导致胎儿畸形、流产等不良结局。为维持妊娠早期适宜的体重增加及胚胎生长发育的需要，建议妊娠早期的孕妇注意休息，避免接触易诱发呕吐的食物、气味，少食多餐，饮食宜清淡同时保证高蛋白，每日摄入至少 130 g 碳水化合物，保证基本能量的摄入。

中孕期胎儿生长加速，母体基础代谢率逐渐升高，食欲好转，开始贮存脂肪及蛋白质，但每天也仅需要增加约 300 kcal 的能量就能满足母儿代谢需要。

晚孕期胎儿发育迅速，需获取更多的蛋白质和能量，根据中国营养学会妇幼营养分会的推荐，孕前正常 BMI 的孕妇晚孕期每天需要增加 450 kcal 的能量，每周增重不超过 0.5 kg。由于晚孕期随着妊娠子宫的不断增大和全身血容量增加，肺储备功能下降，会逐渐出现腰酸、胸闷不适、下肢水肿等症状，孕期活动逐渐受限，能量消耗减少，不可毫无顾忌地额外增加饮食，否则体重骤然增加难以控制。

三、孕期体重增长适宜范围

美国医学研究所（Institute of Medicine，IOM）在 2006 年组织专家对妊娠期体重增长适宜标准进行重新评估，推出了 IOM 2009 妊娠期体重增长标准。该标准以 WHO 成人 BMI 分类标准作为孕妇孕前状态的划分标准。

孕期体重增长适宜范围

孕前 BMI	孕前低体重 BMI<18.5 kg/m²	正常体重 BMI 18.5~24.9 kg/m²	超重 BMI 25.0~29.9 kg/m²	肥胖 BMI ≥30 kg/m²
孕期增长体重	12.5~18.0 kg	11.5~16.0 kg	7.0~11.5 kg	5.0~9.0 kg

如有体重增长过快或体重增长不足的，建议到医院营养科咨询，均衡营养，为孕妇和胎儿营造一个良好的身体环境！

参考文献

［1］张晨琳 . 营养膳食指导对孕期营养状况及妊娠结局影响的研究［D］. 济南：山东大学，2020.

［2］李滨 . 均衡膳食营养结构的概述［J］. 现代食品，2019（12）：111-112.

［3］胡嘉晋.妊娠期体重增长对母婴健康结局的影响及妊娠期体重管理方法的研究［D］.沈阳：中国医科大学，2019.

［4］中华医学会，中华医学会杂志社，中华医学会全科医学分会，等.肥胖症基层诊疗指南（实践版·2019）［J］.中华全科医师杂志，2020，19（2）：102-107.

第二节　育龄妇女围孕期及产后指导

每一个新生命的诞生离不开母亲的悉心呵护与无私奉献。每个家庭都希望能顺利迎接一个健康的新生命的到来。孕育健康优质的宝宝则需要育龄妇女在围孕期养成健康的行为习惯，接受孕期。此外，分娩是女性生命中非常特殊的时期，产后是女性恢复生理功能的一个重要时期，如何做好产后恢复非常重要。本节将详细介绍育龄妇女在孕前、孕期及产后的自我健康管理，以促进育龄妇女在围孕期及产后的身心健康发展。

一、孕前指导

孕育健康的宝宝需要每一位育龄妇女在孕前做好充足的准备。育龄妇女需要将自己的身体和心理调整到最佳的状态，在适当的时机妊娠，为孕育一个优秀而健康的宝宝做好准备。在孕前育龄妇女需要做到的内容如下。

（一）适龄妊娠

年龄大于 35 岁的女性怀孕叫作高龄妊娠。高龄妊娠女性生育功能处于衰变过程，母婴健康容易受到多方面因素影响。高龄妊娠女性妊娠合并贫血、子宫肌瘤、妊娠糖尿病、妊娠高血压疾病、前置胎盘、产后出血及早产发生率均高于适龄妊娠女性。因此，育龄妇女应该避免高龄妊娠。

（二）避免非计划妊娠

计划妊娠是孕育健康新生命的关键点之一。非计划妊娠会使育龄妇女错过系统的孕前检查，较晚发现怀孕更容易错过胎儿发育的关键时期（孕 3 ～ 8 周）。计划妊娠能让育龄妇女做好充分的身心准备，通过完善相关检查确定自己的身体健康状态，调整自己的心理状态，以找到最佳受孕时机。

（三）保持良好心态

孕育健康的新生命除了良好的母体身体状态，还需要良好的心理准备。备孕期间育龄妇女要学会自我放松，按孕前的运动习惯，可以进行适当的运动，如慢跑、瑜伽、游泳等。

（四）养成健康的饮食习惯

从孕前 3 个月起，每天服用 0.4 ～ 0.8 mg 叶酸或含叶酸的复合维生素，至少服用到怀孕后 3 个月，有条件者可继续服用含叶酸的复合维生素。同时，为了预防贫血等的发生，在孕前也需注重钙、铁、锌等的均衡摄入。建议备孕女性日常生活中多吃新鲜水果和绿叶蔬菜，多摄入富含蛋白质的豆类、鸡蛋、瘦肉、牛奶，多吃富含铁的牛肉、猪肝、红枣等，少吃腌制的咸肉、腊肉等食物。注意饮食要均衡、清淡，不能太油腻。同时戒烟、戒酒，避免吸入二手烟。

（五）孕前检查

孕前检查是育龄女性了解自己的身体健康状况的重要方法。通过孕前检查，育龄妇女能及时发现身体的不适，及早发现影响正常妊娠的危险因素。根据检查结果，医生评估其是否处于最佳备孕状态，同时能为其怀孕期间提供关于促进胎儿生长发育的健康咨询。建议育龄妇女在备孕的 3 个月前去往医院进行孕前检查，孕前检查项目主要包括：身高，体重，血压，血型，血常规，尿常规，乙肝、艾滋病、梅毒等病毒相关检查，妇科检查，妇科超声等内容（详细内容请见本章第三节）。

二、孕期指导

孕期孕妇需做到的内容主要包括以下三点。

（一）产前检查

产前检查又被称作产前保健，是指孕妇在妊娠期所获得的系统的医疗和护理指导与措施。其内容主要包括测量血压、体重、宫高、胎位、胎心率，血 / 尿化验和 B 超检查等。2012 年中华人民共和国卫生部印发的《母婴健康素养——基本知识与技能（试行）》建议：孕妇应当至少接受 5 次产前检查并住院分娩。首次产前检查应当在怀孕12 周以前。早产、低出生体重儿和围产儿死亡等不良妊娠结局的发生与孕妇不规律产检密切相关。若按时参加产前检查，就能有效监护母婴健康状况，做到早期预防和发现并发症，减少妊娠不良结局的发生。因此，孕期应该积极参加产前检查。

（二）保持健康生活方式

孕期孕妇需保持良好的心态，保证充足的睡眠，保证合理饮食，禁烟禁酒，注意维生素、钙、铁等营养素的摄入。每天进行适当的运动，如慢走。

（三）识别临产征兆

临产征兆有出现规律、伴有疼痛且逐渐增强的子宫收缩，每次持续 30 s 或以上，间隔 5 ～ 6 min。当出现临产征兆时，孕妇要及时前往医院就诊。

此外，如怀孕期间孕妇出现发热、头晕、头痛、呕吐、看东西模糊不清、阴道出血、腹痛、胎膜破裂（破水）、胎动异常等情况，应立即去医院就诊。

三、产后指导

产后是女性恢复生理功能的一个重要时期，产后产妇应注意做到以下几点。

（一）保持环境的整洁，做好个人卫生

产后产妇所休息的地方要保持定时通风，保持环境的整洁、安静，室内温度要适宜。产妇要注意做好个人卫生，及时更换护理垫，保持会阴清洁，避免感染。

（二）饮食指导

产后摄入的营养主要是供给产妇身体恢复和泌乳的需求。产后产妇应进食易消化、富含蛋白质、脂肪、钙铁及维生素的食物。如适量摄入鲫鱼汤、鸡汤、瘦肉、动物肝脏、新鲜蔬菜和水果等。产后多饮温开水，尽早排尿。

（三）早下床早活动

产后应尽早活动，活动时需循序渐进，可以从床上翻身、坐起、床边坐起、床边走动、自由走动一步步缓缓进行。活动时建议家属在身边陪护，避免产妇身体出现不适而发生跌倒等不良情况。活动过程中，如出现头晕、伤口剧烈疼痛、阴道大量出血等情况应立即停止，马上卧床休息观察，如症状不缓解应及时就诊。

（四）坚持母乳喂养

母乳是新生儿生命之初6个月唯一的理想食物。母乳含有易于新生儿消化吸收的脂肪、蛋白质、乳糖、维生素和矿物质及免疫物质等多种丰富的营养成分。母乳喂养有利于新生儿的生长发育，能加速产妇产后恢复，减少产后乳腺癌、卵巢癌等的发病风险，有利于产妇的身心健康。纯母乳喂养对新生儿的情商、智商发展有促进作用。纯母乳喂养是指6个月内只给新生儿吸母乳，除维生素或矿物质补充剂和药物滴剂，不给其他任何的食物。因此，建议产妇产后坚持纯母乳喂养。

（五）保持良好心态

产后产妇情绪非常敏感而脆弱，要注意调整自己的情绪，出现抑郁、焦虑等不良情绪时要及时转移注意力，如多多关注新生儿的情况；另外，家属要注意多关心产妇，给予产妇心理上的支持。

第三节　孕前检查

十月怀胎，一朝分娩，生育健康的孩子是每对夫妻的愿望。随着我国生育政策的改变以及育龄妇女受教育水平的提高，优生优育日益受到重视。由于多方面因素的影响，我国目前每年新增出生缺陷病例约90万例，给家庭及社会带来经济及心理负担。出生缺陷的一级预防就是孕前干预，因此，为降低出生缺陷发生风险、提高出生人口素质，孕前检查是一项重要的措施。

一、定义

孕前检查是对计划妊娠和即将妊娠的夫妻所开展的一系列保健服务，包括完整的

病史采集，必要的体格检查、辅助检查，风险评估以及干预手段，其中包括性传播疾病的预防、妊娠时机、产前咨询以及咨询建议等。

二、孕前检查的目的

孕前检查是备孕中非常重要的一环，可以发现某些遗传性疾病以及影响优生优育的因素，还可以发现夫妻双方的潜在性疾病。因为很多对母婴不利的危险因素包括母体疾病可在孕前得到发现，从而采取措施来消除或者减少其不良作用，有利于提高出生人口素质。孕前检查一般建议在孕前 3～6 个月开始，且夫妻双方都要做。

对于有家庭遗传性疾病的夫妇，必须进行遗传咨询。孕前进行遗传咨询的对象一般为遗传病高风险人群，例如：夫妇双方或者一方家庭中有遗传病、出生缺陷、不明原因的癫痫、智力低下、肿瘤和其他与遗传因素密切相关的疾病，曾生育过明确遗传病或者出生缺陷儿的夫妇；夫妇双方或者一方罹患智力低下或出生缺陷；不明原因的反复流产或有死胎、死产等病史的夫妇；孕期接触不良环境及患有某些慢性疾病的夫妇；常规检查或者常见遗传病筛查发现异常者；其他需要咨询者，如婚后多年不育的夫妇，或 35 岁以上的高龄妇女；近亲婚配者。

三、孕前检查项目

我们的身体健康状况受内外环境的影响而处于动态变化中。在开始备孕时，夫妻双方有必要重新检查评估身体状况及生育力。

1. 详细的病史采集　包括生活方式、饮食营养、职业状况及工作环境、运动（劳动）情况、家庭暴力、人际关系、家族史、个人史、婚育史等，评估可能存在的高危因素，以及某些遗传性疾病或影响优生优育的因素，如慢性病、吸烟或酗酒、吸毒史、瘢痕子宫、唐氏综合征、半乳糖血症、苯丙酮尿症、地中海贫血、葡萄糖 -6- 磷酸脱氢酶缺乏症、血友病、镰状细胞贫血、精神或心理性病、传染性疾病等。

2. 详细的体格检查　包括妇科常规检查、男性生殖泌尿系统检查评估夫妻双方可能存在的潜在性疾病，如高血压、心脏病、系统性红斑狼疮、慢性肾病、甲状腺功能异常、肥胖症、营养不良、口腔疾病、生殖器发育异常 / 感染等。

3. 必要的辅助检查　进一步排查相关疾病。

（1）必查项目（表 7-1）

表 7-1　孕前检查必查项目					
检查项目	检查对象	检查内容	检查目的	备注
血常规	男 女	检查红细胞、白细胞、血小板计数等	及早发现贫血等血液系统疾病，有助于发现地中海贫血携带者。评估是否患有白血病、血小板减少、贫血等影响生育的疾病	静脉抽血

表7-1（续）				
检查项目	检查对象	检查内容	检查目的	备注
肝肾功能	男女	肝功能、肾功能检查	了解是否存在肝肾功能异常相关疾病	静脉抽血
血糖	女	空腹血糖	评估是否存在糖尿病	静脉抽血
感染四项	男女	梅毒、艾滋病、丙肝、乙肝病毒相关检查	如果是肝炎活动期，必须进行治疗，且若孕妇是肝炎、艾滋病、梅毒患者，有垂直传播的风险	静脉抽血
尿常规	男女	检查尿液颜色、透明度、酸碱度、细胞检查、管型检查、蛋白质检查、比重检查等	有助于肾脏疾病的早期诊断，妊娠会使肾的负担加重	检查尿液
ABO血型及Rh血型	男女	包括ABO血型和Rh血型	避免婴儿发生溶血症	静脉抽血
精液常规检查	男	检查精子一般性状、精子存活率、精子活动力、精子计数、精子形态等	评估男性的精子存活率、精子活动力等，是否达到怀孕的要求，这是实现怀孕的先决条件	检查精液
生殖泌尿系统体格检查	男	检查阴茎、尿道、前列腺、睾丸、精索	评估是否存在有影响生育的生殖系统疾病，如是否存在隐睾、睾丸炎，是否患有梅毒、艾滋病等影响生育的一系列疾病	直立位或平卧位

（2）备查项目（表7-2）

表7-2　孕前检查备查项目				
检查项目	检查对象	检查内容	检查目的	备注
染色体检查	男女	检查染色体疾病	有遗传病家族史或反复流产、死胎病史的育龄夫妇检查是否存在染色体异常	静脉抽血
心电图	男女	检查心电反应性疾病	可了解心律不齐、心肌梗死、心绞痛等心脏早期疾病	平卧位
生殖泌尿系统B超	男女	男：检查阴茎、尿道、前列腺、睾丸、精索 女：检查子宫、输卵管、卵巢	男：评估是否存在影响生育的生殖系统疾病，如是否存在隐睾、睾丸炎等 女：评估是否存在影响生育的生殖系统疾病，如是否存在输卵管及卵巢异常、生殖道先天性发育异常等	憋尿或者排空膀胱，女性则在非经期进行检查

表 7-2（续）

检查项目	检查对象	检查内容	检查目的	备注
甲状腺功能检查	女	甲状腺功能及相关抗体的检测	评估是否存在甲状腺功能亢进或者减退症	静脉抽血
妇科内分泌	女	雌激素、孕激素、黄体生成素、卵泡刺激素、泌乳素、睾酮 6 项，一般在月经周期第 2～5 天抽血	月经异常、多囊卵巢综合征（PCOS）等疾病的诊断	静脉抽血
优生五项	女	风疹病毒、弓形虫、巨细胞病毒、单纯疱疹病毒、其他感染因素	一旦感染病毒，特别是妊娠头 3 个月，会引起流产和胎儿畸形	静脉抽血
口腔检查	女	如果牙齿没有其他问题，只需洁牙就可以了，如果龋齿严重，就必须拔牙	如果孕期出现口腔问题，考虑到治疗用药对胎儿的影响，治疗很棘手	检查口腔
宫颈癌筛查	女	宫颈 TCT 及 HPV 筛查	筛查是否有宫颈癌高危因素以及是否有癌前病变	妇科检查
卵巢储备功能	女	AMH 检测，必要时检测	了解卵巢是否存在储备功能下降或者卵巢早衰	静脉抽血
阴道分泌物检查	女	通过白带常规筛查滴虫、真菌、支原体、衣原体感染、阴道炎症，以及淋病、梅毒等性传播疾病	是否有妇科疾病，如患有性传播疾病，最好先彻底治疗，然后再怀孕，否则会引起流产、早产等危险，并且有垂直传播的风险	阴道分泌物检查，非经期、检查前禁性生活 1 周
75 g 葡萄糖耐量试验	女	口服 75 g 葡萄糖进行葡萄糖负荷试验	评估是否有糖尿病	静脉抽血
血脂	女	检查胆固醇、甘油三酯等项目	及早发现高脂血症	静脉抽血
胸部 X 线检查	女	检查肺部、支气管病变、纵隔宽窄，肺门大小，心脏大小，胸部相关骨骼情况等	评估是否存在心肺病变	直立位

TCT，液基薄层细胞学检测；HPV，人乳头瘤病毒；AMH，抗米勒管激素

四、临床咨询

遵循普遍性指导和个体化指导相结合的原则，对计划妊娠的夫妇进行孕前健康教育及指导，主要内容包括：①有准备、有计划地妊娠，尽量避免高龄妊娠。②合理营养，控制体重增加。③补充叶酸 0.4～0.8 mg/d，或含叶酸的复合维生素。既往生育过

神经管缺陷（NTD）儿和正在服用抗叶酸代谢药物的孕妇，则需每天补充叶酸 4 mg。④有遗传病、慢性疾病和传染病而准备妊娠的妇女，应予以评估及个性化指导。⑤合理用药，避免使用可能影响胎儿正常发育或致畸的药物。⑥避免接触生活及职业环境中的有毒有害物质（如放射线、高温、铅、汞、苯、砷、农药等），避免密切接触宠物。⑦改变不良的生活习惯（如吸烟、酗酒等）及生活方式（如熬夜）；避免高强度的工作、高噪声环境和家庭暴力。⑧保持心理健康，解除精神压力，预防孕期及产后心理问题的发生。⑨合理选择运动方式，根据自己的喜好选择适合自己的运动。⑩调整避孕方式，计划妊娠前应该停止口服避孕药或者取出宫内节育器，如果暂时不宜妊娠应根据情况选择适合的避孕方式。

对于遗传性疾病，遗传咨询内容应当包括如下 5 个方面：①帮助患者及家庭成员了解疾病的临床症状。②以通俗易懂的语言向患者及家庭成员普及疾病的遗传机制。③提供疾病治疗方案信息，即针对该疾病所能够采取的治疗手段及预后，使患者通过遗传诊断而受益；此外还应提供针对疾病给予相关协助机构方面的信息。④提供再发风险的咨询，即患者所患的遗传性疾病在家系亲属中再发生的风险率。在明确诊断的基础上判断其遗传方式，同时也应当考虑基因型和表型可能的差异，做出遗传风险的评估，说明子代再发风险。⑤提供家庭再生育计划咨询，即告知患者及家属下一胎生育时应采取的措施及生育方式上的可能选择，如自然受孕直接进行产前诊断、植入前胚胎遗传学诊断、供精、供卵等。

总而言之，孕前保健有利于备孕夫妇选择最佳受孕时机，进行有计划妊娠，以减少危险因素以及高危妊娠，这对于预防出生缺陷发生、提高出生人口素质具有重要意义。

参考文献

[1] 中华医学会妇产科学分会产科学组.孕前和孕期保健指南（2018）[J].中华妇产科杂志，2018，53（1）：7-13.
[2] 张惜阴.实用妇产科学[M].2版.北京：人民卫生出版社，2007：938-939.
[3] 谢幸，孔北华，段涛.妇产科学[M].9版.北京：人民卫生出版社，2018：62-64.

第四节　增补叶酸及多种微量元素，储备孕期需求

妊娠期胎盘、子宫、乳房逐步增大，加之胎儿生长发育的需要，因此妊娠期妇女所需要的营养量远高于非妊娠期妇女。如果妊娠期妇女出现营养不良，会直接影响胎儿生长以及智力发育，导致胎儿器官发育不全、胎儿生长受限以及低体重儿，甚至出现流产、早产、胎儿畸形、胎死宫内等严重后果。

妊娠期的营养需求包括热能、蛋白质、碳水化合物、脂肪、维生素、无机盐和微量元素、膳食纤维。无机盐中的钙、镁，微量元素如铁、锌、碘等是胎儿生长发育所必需的营养物质，缺乏易导致胎儿发育不良，早期缺乏还易发生胎儿畸形。

一、叶酸

叶酸是一种水溶性维生素，其母体化合物是由蝶啶、对氨基苯甲酸和谷氨酸 3 种成分结合而成的。它是胚胎蛋白质代谢及核酸合成的重要物质，孕期不同时期缺乏叶酸均可导致不同的严重后果。叶酸缺乏导致母体同型半胱氨酸浓度升高，会造成胎儿生长迟缓、早产及婴儿低出生体重的危险性增加，还可导致胚胎神经管畸形、心脏畸形，使母体习惯性自发流产和妊娠并发症增加。孕早期叶酸的缺乏是新生儿神经管畸形的重要因素之一；孕中期叶酸的缺乏是新生儿先天性巨幼细胞贫血的独立危险因素；孕晚期叶酸的缺乏可能会导致兔唇、先天性心脏病的发生。育龄妇女应于计划妊娠开始时多摄取富含叶酸的动物内脏、深绿色蔬菜及豆类，补充叶酸建议在孕前 3 个月开始，至少应在孕前 1 个月开始才能达到较理想的效果。建议孕期叶酸额外的补充量 0.4 ～ 0.8 mg/d，但既往生育过神经管畸形的孕妇应将叶酸补充量增加至 4 mg/d。

二、钙

新生儿体内约含 35 ～ 30 g 钙，其中大部分是妊娠后期由孕妇体内转移到胎儿体内的，随着妊娠的进展，钙吸收率逐渐增加，孕前期、孕早期、孕中期及孕晚期的钙吸收率分别是 36%、40%、56% 及 62%。孕早期、孕中晚期及哺乳期钙的推荐摄入量（RNI）分别是 800 mg、1000 mg 和 1000 mg，在妊娠后期（20 周以后）可补充钙剂 600 mg/d，部分经产妇、年龄偏大或有小腿抽筋等缺钙症状的孕妇可提前补钙，但不宜过早，钙剂可能影响食欲，钙的最高可耐受摄入量（UL）为 2000 mg/d，奶制品是孕期最好的补钙食物来源。

三、镁

镁在血压调节方面起重要作用，膳食镁摄入量与血压呈负相关。孕妇镁的适宜摄入量（AI）为 400 mg/d，UL 为 700 mg/d，摄入过量可能引起腹泻。镁在食物中普遍存在，不易缺乏，尤其绿叶蔬菜、粗粮、干果中含量较多。

四、铁

铁是人体必需的微量元素之一，缺铁性贫血是发展中国家主要的营养问题之一，特别是在我国孕产妇死亡的首要原因是产后出血，妊娠期贫血的纠正有着更重要的意义，人体对不同种类含铁食物中铁的吸收率差异较大，根据世界卫生组织《产前保健积极妊娠建议》孕妇应每日口服 30 ～ 60 mg 元素铁。

五、锌

人体的 200 多种酶类含锌，如儿童锌缺乏可能出现食欲减退、生长发育迟缓、性发育不良，所以锌对人体营养有着重要的作用。孕早期妇女锌的摄入量与非孕妇女相同，RNI 为 11.5 mg/d，孕中晚期增加到 16.5 mg/d，UL 为 35 mg/d。锌在贝类海产品、红色肉类、动物内脏中含量都很丰富，干果如花生也富含锌。

六、碘

碘是人体必需的微量元素，甲状腺利用碘和酪氨酸合成甲状腺激素，碘缺乏或摄入过多可能会引起甲状腺功能异常。由于孕妇要同时提供胎儿所需的碘，所以膳食碘的 RNI 为 200 μg/d，UL 为 1000 μg/d。孕期食用加碘食盐即可满足需要。

第八章　孕期保健

第一节　产检项目及注意事项

产前检查是指为妊娠期妇女提供一系列的医疗和护理建议和措施。规范的产前检查对于早期识别高危妊娠，早期采取干预措施，从而提高孕期保健的质量有重要价值。

一、产前检查的时间、次数及孕周

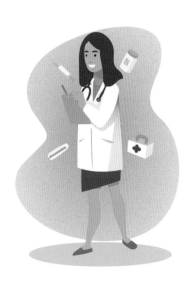

根据目前我国孕期保健的现状和产前检查项目的需要，推荐产前检查孕周分别为：妊娠 $6 \sim 13$ 周$^{+6}$，$14 \sim 19$ 周$^{+6}$，$20 \sim 24$ 周，$25 \sim 28$ 周，$29 \sim 32$ 周，$33 \sim 36$ 周，$37 \sim 41$ 周；共 $7 \sim 11$ 次。有高危因素者，酌情增加次数。

二、产前检查的项目及注意事项

应予建立孕期保健手册，方便孕妇下次就诊及孕期管理。产检医师每次产前检查应对孕妇进行孕期宣教，提供检验及检查并告知相关目的及意义。每次产前检查的项目及注意事项见表 8-1。

检查次数	检查项目及注意事项
第 1 次检查（$6 \sim 13$ 周$^{+6}$）	● **病史：** 年龄、职业、本次妊娠经过（早孕反应、病毒感染及用药史等）、月经史（推算及核对预产期）、既往孕产史（是否有不良孕产史）、既往史（是否有高血压、糖尿病、自身免疫性疾病等基础疾病）、手术史、家族史、家庭暴力等 ● **体格检查：** **一般情况：** 身高、体重、血压、心率、甲状腺、心脏、肺、乳房、腹部、脊柱、四肢 **妇科检查：** 阴道、宫颈 **产科检查：** 胎心听诊（12 周左右）

表 8-1　产前检查项目及注意事项

	表 8-1（续）
检查次数	**检查项目及注意事项**
第 1 次检查 （6～13 周⁺⁶）	● **辅助检查：** 　**必查项目：** 血常规、尿常规、血型（ABO 和 Rh 血型）、肝功能、肾功能、空腹血糖、HBsAg 筛查、梅毒血清抗体筛查、HIV 筛查、地中海贫血筛查（广东、广西、海南、湖南、湖北、四川、重庆等地区）、早孕 B 超 　**备查项目：** HCV 筛查、抗 D 滴度检测（Rh 血型阴性者）、75g OGTT（高危孕妇）、甲状腺功能检测、血清铁蛋白（血红蛋白＜ 110 g/L 者）、PPD 试验（高危孕妇）、子宫颈细胞学检查（孕前 12 个月未检查者）、子宫颈分泌物检测淋球菌和沙眼衣原体、细菌性阴道病（BV）检测、唐氏筛查（抽血当天应空腹）、超声检查确定孕周；确定抽血当天 BMI）、NT 厚度（11～13 周⁺⁶，可用于核定孕周；双胎妊娠需确定绒毛膜性质）、绒毛穿刺取样术（10～13 周⁺⁶，高危孕妇）、心电图检查 ● **宣教和指导：** 　妊娠生理知识、流产的认识和预防、营养和生活方式、补充叶酸、补充元素铁（必要时）
第 2 次检查 （14～19 周⁺⁶）	● 分析首次产检结果 ● 测量体重、血压、宫高、腹围，听胎心 ● **辅助检查：** 　**备查项目：** 无创产前基因检测（12～22 周⁺⁶）、羊膜腔穿刺术检查胎儿染色体核型（16～22 周，高危孕妇） ● **宣教和指导：** 　补充钙剂
第 3 次检查 （20～24 周）	● 分析上次产检结果 ● 测量体重、血压、宫高、腹围，听胎心 ● **辅助检查：** 　**必查项目：** 胎儿系统超声筛查（20～24 周）、血常规、尿常规 　**备查项目：** 阴道超声测量宫颈长度（早产高危） ● **宣教和指导：** 　胎动情况、早产的认识和预防、营养和生活方式
第 4 次检查 （25～28 周）	● 分析上次产检结果 ● 测量体重、血压、宫高、腹围，听胎心 ● **辅助检查：** 　**必查项目：** 75g OGTT、血常规、尿常规 　**备查项目：** 抗 D 滴度复查（Rh 血型阴性者） ● **宣教和指导：** 　胎动情况、早产的认识和预防、营养和生活方式、妊娠糖尿病的饮食运动控制
第 5 次检查 （29～32 周）	● 分析上次产检结果 ● 测量体重、血压、宫高、腹围，听胎心，查胎位 ● **辅助检查：** 　**必查项目：** 产科超声检查、血常规、尿常规 ● **宣教和指导：** 　分娩方式、计数胎动、母乳喂养、新生儿护理

	表 8-1（续）
检查次数	检查项目及注意事项
第 6 次检查 （33～36 周）	● 分析上次产检结果 ● 测量体重、血压、宫高、腹围，听胎心，查胎位，骨盆内测量 ● 辅助检查： 　必查项目：尿常规 　备查项目：B 族链球菌（GBS）筛查（35～37 周）、肝功能、血清胆汁酸检测（32～34 周）、无应激试验（NST）检查（34 周以后） ● 宣教和指导： 　分娩前生活方式、分娩相关知识（临产的症状、分娩方式指导、分娩镇痛）、新生儿疾病筛查、抑郁症预防
第 7～11 次检查 （37～41 周）	● 分析上次产检结果 ● 测量体重、血压、宫高、腹围，听胎心，查胎位 ● 辅助检查： 　必查项目：产科超声检查、NST 检查（每周 1 次） 　备查项目：宫颈评分 ● 宣教和指导： 　分娩相关知识（临产的症状、分娩方式指导、分娩镇痛）、新生儿免疫接种指导、产褥期指导、胎儿宫内情况的监护、妊娠≥41 周住院并引产

● 有条件的医院或有指征时可开展备查项目，其余内容适用于单胎妊娠、无妊娠并发症和合并症的孕妇

　　对于有高危因素的孕妇，应适当增加产检次数及产检项目，继续监测、治疗妊娠合并症及并发症。此外，家庭暴力作为影响不良妊娠结局的因素之一，日益受到重视，有学者指出应在孕 8 周、24 周、32 周产检时常规询问并进行适当干预。

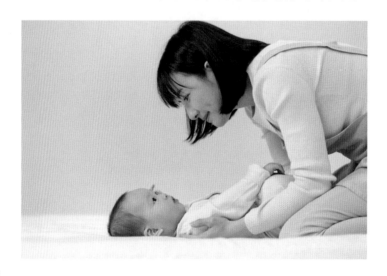

参考文献

［1］中华医学会妇产科学分会产科学组 . 孕前及孕期保健指南（2018）［J］. 中华妇产科杂志，2018，53（1）：7-13.

［2］漆洪波，罗欣.产前检查应规范化［J］.中国实用妇科与产科杂志，2009，25（10）：725-727.

［3］王小榕，范玲.孕期不推荐常规筛查项目的规范化［J］.实用妇产科杂志，2011，27（07）：491-493.

第二节 孕期生殖道感染

目前预防与控制生殖道感染已引起卫健委的高度重视，并认识到在医院妇产科、妇女保健计划生育部门提供规范有效的诊断、治疗、预防服务是非常重要的。

生殖道感染指发生在生殖道的感染。其感染途径有内源性、外源性、医源性、性传播等，多由下生殖道微生物上行感染，仅少数如结核经血行感染。生殖道感染可分为上生殖道感染和下生殖道感染。上生殖道感染包括子宫内膜炎、输卵管炎等，下生殖道感染包括外阴炎、阴道炎、宫颈炎。

一、感染途径

如上所述，生殖道感染的途径有内源性、外源性、医源性、性传播等。内源性指阴道菌群紊乱，如常见诱因为广谱抗生素、阴道盥洗等，导致阴道乳酸杆菌数量和作用下降，阴道微生态改变引起细菌性阴道炎（BV）及外阴阴道念珠菌病（VVC）等。医源性指分娩过程、产褥期、计划生育手术（人流、放/取环等）、妇产科手术等造成的感染。外源性感染病原多为大肠杆菌、乙型链球菌、表皮葡萄球菌、金黄色葡萄球菌及厌氧菌等。而性传播感染（STI）与性传播疾病（STD）有关，如滴虫性阴道炎（TD）、淋病、沙眼衣原体（CT）感染及宫颈 HPV 感染等。

阴道微生物群共栖共存，相互依赖及制约。阴道常见微生物群有 20 多种，其中乳酸杆菌占 85%～90%。乳酸杆菌的作用是维持阴道内环境稳定的主力。乳酸杆菌产生乳酸、H_2O_2 及细菌毒素来抑制革兰氏阳性及革兰氏阴性菌如加德纳菌、大肠杆菌、类杆菌、淋球菌等。乳酸杆菌的作用决定于阴道 pH 值。随阴道 pH 值上升，细菌毒素作用下降，H_2O_2 下降，乳酸杆菌就不能拮抗其他微生物如加德纳菌等而致阴道炎症。影响阴道微生态的因素有很多，包括频繁的性活动、性交频繁（＞3 次/周）、性工作者、多性伴、特殊性行为都可以影响阴道微生态；阴道盥洗易导致菌群紊乱；抗生素杀病菌同时也会杀死乳酸杆菌；各种避孕方法如壬苯醇醚-9，破坏上皮，杀细菌但不杀病毒，使病毒如 HIV 易感；不良生活方式如吸烟、酗酒等亦会产生影响。

二、常见感染

下生殖道常见特异性感染有：细菌性阴道病（BV）、外阴阴道念珠菌病（VVC）及滴虫性阴道炎（TV）等；妊娠合并 BV、TV 时，无症状不必治疗，否则增加早产危险性。如有早产史者，妊娠期可查 BV 及进行治疗。妊娠合并 VVC 时，首选阴道用药，禁用口服药，治疗目的是预防新生儿经产道时发生真菌感染。

三、生殖道感染常见诊治问题

1. 沙眼衣原体（CT）宫颈炎及淋病性宫颈炎　不导致早产，不必为此剖宫产，但需行规范化治疗；其治疗目的为防止性病传播，防止新生儿眼炎，或婴儿 CT 肺炎。

2. HPV 感染　低危型 HPV 感染可致生殖器疣（GW），非妊娠期治疗目的为防止性传播，保持美观；妊娠期治疗为防止经产道婴儿感染致婴幼儿乳头瘤，所幸发病率较低，不必为此剖宫产。高危型 HPV 感染可致宫颈癌，但有发展过程，故提倡定期作宫颈细胞学检查，通过脱落细胞、阴道镜检查，异常时作活检，或宫颈电热圈环切术（LEEP）等病理检测，以早期发现浸润癌。妊娠期只要没有证据是浸润癌，即可继续妊娠，待分娩后 6～12 周进一步检查。

3. 梅毒　可经性传播，妊娠期梅毒多为潜伏期梅毒，无症候，但可经母婴传播危及胎婴儿，致流产、死胎、早产及婴儿先天梅毒；梅毒是唯一能在宫内治愈的疾病，不必为此做人工流产，但必须早治疗；梅毒期"越"早，传给胎儿的机会"越"大，危害"越"大。妊娠期梅毒治疗首选青霉素，如青霉素过敏则需脱敏后治疗，其他药物不能治疗妊娠期的胎儿先天梅毒；由于孕妇梅毒 80% 以上为潜伏期梅毒，无临床表现，因此强调应在婚前、孕前、孕期作梅毒血清学筛查，以"早"发现，"早"诊断，"早"治疗。

参考文献

［1］中华医学会妇产科学分会产科学组 . 孕前和孕期保健指南（第 1 版）［J］. 中华妇产科杂志，2011，46（2）：150-153. DOI：103760/cma.j issn.0529 567x.2011.02，018.

［2］漆洪波，杨慧霞 . 期待我国的孕前和孕期保健检查走向规范化［J］. 中华妇产科杂志，2011，46（2）：81-83. DOI：10.3760/cma.j.issn.0529-567x.2011.02.001.

［3］Institute for Clinical Systems Improvement. Health care guideline：routine prenatal care［M］. 14th ed. Minnesota：ICSI，2012：1-116.

［4］National CPG Council. VAIDoD clinical practice guideline for pregnancy management［M］. 2nd ed. Washington，DC：The Pregnancy Management Working Group，2009：1 60.

［5］National Institute for Health and Clinical Excellence. Antenatal care for uncomplicated pregnancies. NICE clinical guideline 62［EB/OL］-［2017-01-30］. https://www.nice.org.uk/guidance/c962.

［6］British Columbia Reproductive Care Program. Antenal screening and diagnostic testing for singleton pregnancies Obstetric guideline 17［EB/OL］.（2003-07）［2017-05-30］. http://WWW. perinatalserVicesbc.ca/health-professionals/guidelines standards/maternal.

［7］World Health Organization. Pregnancy，childbirth，postpartum and newborn care：a guide for essential practice［M］. 2nd ed. Geneva：WHO，2006：44-63.

［8］World Health Organization. WHO recommendations on antenatal care for a positive pregnancy experience［M］. Geneva：WHO，2016：1-172.

［9］国家卫生部 . 孕前保健服务工作规范（试行）［EB/OL］.（2007-02-06）［2017-02-06］. http://www.moh.gov.cn/publicfiles/business/htmlfiles/mohbgt/pwl0703/200804/1 8835.htm.

［10］黄勤瑾，陆勇 . 我国孕前保健服务发展现状与展望［J］. 中国健康教育，2014，30（9）：830-834.

［11］国家卫生部. 产前诊断技术管理办法［EB/OL］.（2012-12-13）［2017-06-01］. http://www.moh. gov.cn/publicfiles/business/htmlfiles/mohfybjysqwss/s7899/200804/17612.htm.

［12］中华人民共和国国家卫生和计划生育委员会. 孕产期保健工作管理办法和孕产期保健工作规范 ［EB/OL］.（2013-06-05）［2017-06-01］. http://www.nhc.gov.cn/wjw/ywfw/201306-/61f0bee3af34 4623a566ab099fffbf34.shtml.

第三节 孕期心理保健

孕产期是女性生命中发生重大变化的时期,孕产妇心理健康与身体健康同样重要。孕产妇良好的心理健康状况有助于维持良好的身体状况,促进自然分娩和婴儿的身心健康发育。孕产妇的心理问题不仅会直接影响其自身的健康状况,还会增加产科和新生儿并发症的风险,并影响母婴联结、婴幼儿健康及其心理适应能力等。孕产妇的心理问题如果未得到及时的干预,会给妇女、家庭、卫生系统和社会造成重大负担,甚至引发严重后果。

孕产妇的心理健康对其自身和孩子的身心健康都具有重要意义,加强孕产妇心理保健服务能够有效预防心理问题,提升孕产妇的心理健康水平。

一、定义

世界卫生组织把健康的概念定为不但没有躯体的缺陷与疾病,还要有完整的生理、心理状态和社会适应能力。孕妇心理健康是由于孕妇在怀孕期间的躯体因素和社会因素的作用,致使发生状态各异、程度不等的心理变化,这些心理变化在一定程度上影响了孕妇的身心健康和产后健康。要使心理健全和得到发展,就必须注意心理方面的卫生知识,即维护和改善心理健康。

妊娠虽然是一种正常、自然的生理现象,但对孕妇本人来说还是一次复杂且巨大的生理及心理变化过程。这些女性在连续经历妊娠、分娩、产后休养及哺乳等一系列生理过程后,她们的心理也同时经历着各种变化,一旦这些心理变化的程度及性质超过了某些界定范围,就容易演变成各种心理异常症状和疾病。

二、影响孕产妇心理健康的生理因素

影响孕产妇心理健康的因素包括生理性和心理社会性因素,其中妊娠生理性因素包括以下几个方面。

1. 生物学因素 妊娠期间,包括雌激素、孕激素、催乳素、催产素、甲状腺激素等激素水平显著变化。产后抑郁是围产期女性最常合并的情感障碍之一,全球发生率为17.7%。在产妇分娩后,生殖激素发生剧烈变化,大脑的神经活动明显受影响,容易出现抑郁、焦虑、易激怒、失眠等情况。目前认为激素水平的波动可能与产后抑郁有关。

2. 不良妊娠结局 如流产、早产、死胎、死产、畸形儿、新生儿疾病等,对产妇的抑郁和焦虑情绪也有影响。

3. 本次妊娠的并发症、合并症，胎儿/新生儿畸形或疾病等 一定程度上增加了孕产妇的焦虑和紧张情绪。

4. 分娩恐惧 分娩过程中，产妇易发生"恐惧-紧张-疼痛"综合征，而孕妇产前过度紧张、恐惧、烦躁等精神障碍会对产程产生不同的影响，进而导致分娩结局的改变。有研究显示，对顺产存在恐惧情绪的孕妇容易出现更多的心理障碍，同时会增加抑郁和焦虑的发病率。

5. 分娩疼痛 据研究，产后抑郁与产后妇女所经历的疼痛也有一定关系。包括剖宫产术后急性疼痛和产后会阴疼痛、哺乳痛等。Iisenach 等调查了 1288 名以不同分娩方式终止妊娠的产妇后发现，在分娩后 36 h 内发生严重急性疼痛的概率为 10.9%；与轻度产后疼痛相比，严重急性疼痛的女性发生持续性慢性疼痛的风险增加 2.5 倍，其中，产后抑郁症的风险增加 3.5 倍。Gaudet 等的结果也发现，产时经历更多疼痛的妇女，产后抑郁症表现症状更频繁。这提示产时控制不佳的急性疼痛可能是产后抑郁发生的一个重要因素。

6. 其他因素 分娩方式对产后抑郁的发生也有一定的影响，剖宫产和急诊剖宫产增加产后抑郁的发生率。若产妇术前倾向于选择经阴道分娩而因各种因素转为剖宫产，其产后抑郁发生率也较未转变分娩方式的产妇高。产妇自身的原因也可引起心理障碍，包括产妇性格、童年经历、年龄、不良孕产史、职业、文化程度等。

三、诊断及治疗要点

（一）诊断

孕产妇心理健康问题的诊断主要依赖早期的心理筛查和评估。早期筛查和评估有助于早期识别孕产妇的心理问题，及时干预或转诊。目前常用的孕产妇心理筛查量表主要为自评量表，可在医务人员的指导下由孕产妇自行填写完成。

1. 定期筛查 孕产妇心理健康问题的筛查应该作为常规孕产期保健的组成部分，在每次产前或产后检查中，应询问孕产妇的情绪状况，并了解其心理社会风险因素；产后访视应同时关注母亲心理状况及母婴互动情况。

2. 筛查频率 至少应该在孕早期（13 周$^{+6}$前）、孕中期（14～27 周$^{+6}$）、孕晚期（28 周及以后）和产后 42 天分别进行孕产妇心理健康筛查。孕产期更多次的评估对于产后抑郁发生的预测价值更大。如有临床表现，可在怀孕和产后第一年的任何时间重复评估。电子化筛查工具可以提高筛查效率，并方便孕产妇进行自我评估。

对于具有高危因素的孕产妇，应在备孕和妊娠期间酌情增加心理健康评估的次数。对于由于妊娠合并症/并发症入院的患者，住院期间至少完成一次心理健康评估量表的筛查。

3. 常用筛查内容

（1）妊娠期压力：妊娠期压力评分可以了解妊娠期间特殊压力的来源及其影响程度，并可以动态监测压力变化情况，对于压力评分较高或者持续升高者可以进行干预。对于中重度以上压力（量表得分≥1.001）或各因子得分指标≥40%者，应予以重点关注。

（2）分娩恐惧：分娩恐惧是孕晚期最常见的压力问题，分娩恐惧量表可作为测量孕妇分娩恐惧的有效工具。量表总分为16～64分，得分越高表明分娩恐惧的程度越严重，得分16～27分、28～39分、40～51分、52～64分分别代表无、轻度、中度、高度分娩恐惧。

（3）抑郁：孕产期抑郁推荐使用的筛查量表有爱丁堡产后抑郁量表（Edinburgh postnatal depression scale，EPDS），9项患者健康问卷（patients health questionsnaire-9 items，PHQ-9），抑郁自评量表（self-rating depression scale，SDS）等，较为常用的是EPDS。如果EPDS评分在13分或以上，或者问题10得分阳性者，需要安排进一步评估；如果评分在10～12之间，应在2～4周内监测并重复测EPDS。如果PHQ-9评分大于14分，也提醒应关注情绪问题，必要时转诊。

（4）焦虑：孕产期焦虑推荐使用的筛查量表有7项广泛性焦虑障碍量表（generalized anxiety disorder-7，GAD-7）、焦虑自评量表（self-rating depression scale，SAS）等。如果GAD-7评分大于14分，或者SAS评分大于60分，建议关注情绪状态，并进一步进行专业评估，必要时转诊。

（二）治疗

1. 负性情绪的管理 在评估筛查阶段，如果EPDS评分大于10分，PHQ-9评分大于4分，GAD-7评分大于4分，妊娠期压力评分1分以上，分娩恐惧量表评分40分以上，应结合临床判断，若可能存在抑郁或者焦虑情绪，则需要注意对不良情绪状态进行管理。

（1）适量运动：建议孕产妇通过运动调整情绪。应鼓励没有运动禁忌证的孕产妇进行适当的体育锻炼，进而调整情绪状态。

（2）良好饮食与均衡营养：应尽量规律进餐，注意营养均衡，选择健康多样的食材，水果、蔬菜和豆类食物中的植物化学物质具有一定抗炎作用。适量摄入鱼类可能有助于孕期营养。积极补充叶酸、维生素D等膳食补充剂有助于维持良好的精神状态，预防抑郁。

（3）保证良好的睡眠：研究显示，87%的孕产妇经历了睡眠障碍。一半孕产妇的睡眠质量下降。良好的睡眠行为能有效改善睡眠障碍。

（4）减压干预：提供团体或者个体心理干预方法，支持、陪伴孕产妇，缓解压力、改善其心理状况。

（5）家庭支持：加强对孕产妇家人的心理健康教育，提高其支持和陪伴孕产妇技巧，促进其积极陪伴孕产妇的行为，建立良好的家庭支持系统。

（6）远程干预：通过计算机辅助的认知行为治疗，或者网络、电话等远程心理咨询和心理支持方式帮助孕产妇应对负性情绪。

2. 精神心理疾病的处理 处理孕产妇相关精神心理疾病时，权衡治疗和不治疗对母亲和胎儿的风险很重要，应向患者及家属讲明治疗与不治疗的风险与获益。治疗应根据疾病的严重程度、复发的风险、尊重孕妇和家属的意愿来调整。目前妊娠期使用精神疾病相关药品的安全性很少得到严格设计的前瞻性研究的验证，尚无定论。

（1）轻度至中度抑郁 / 焦虑

1）心理健康问题自救：教授孕产妇孕产期抑郁和焦虑等症状的识别和应对方法，告知其求助途径，鼓励孕产妇在情绪不佳时寻求专业帮助。

2）结构化的心理治疗：通过认知行为治疗、人际心理治疗、基于正念 / 静观的认知治疗、心理动力学治疗等专业的心理治疗技术，帮助孕产妇调整偏倚认知、缓解负性情绪，提升心理能量。

3）充实生活：鼓励没有运动禁忌证的孕产妇进行适当体育锻炼，做自己感兴趣或者能让自己感到身心愉悦的活动。

4）利用社会支持系统：建议家人参与整个孕产期过程，帮助和陪伴孕产妇，同时鼓励孕产妇加强对支持系统的利用度，比如主动寻找可信任的人进行倾诉、寻求专业人士的帮助等。

5）互联网远程心理支持：计算机辅助的自助式认知行为治疗、网络 / 电话等远程形式的心理咨询可作为辅助孕产妇应对心理问题的方式，并告知其转诊信息。

持续监测：建议孕产妇及家人关注情绪变化，发现情绪变得严重，并影响到正常社会功能时，一定要到专业机构寻求帮助。

（2）中度至重度抑郁 / 焦虑

1）药物治疗：重度或有严重自杀倾向的妊娠期抑郁患者可以考虑抗抑郁药治疗。当前孕妇使用最多的抗抑郁药为 5- 羟色胺再摄取抑制剂类，应尽可能单一用药，用药应考虑既往治疗情况、产科病史（如流产或早产的其他风险因素）等。除帕罗西汀外，孕期使用 5- 羟色胺再摄取抑制剂（SSRI）类抗抑郁药并未增加胎儿心脏疾病和死亡风险；但可能增加早产和低出生体重风险。去甲肾上腺素再摄取抑制剂（SNRI）类药物和米氮平可能与自然流产发生有关。队列研究显示，孕晚期使用抗抑郁药可能与产后出血有关。产后抑郁的治疗与其他时段的抑郁无显著差异，主要区别点在于母亲是否哺乳。应同时考虑婴儿的健康和出生时的胎龄。SSRI 可以作为产后中度至重度抑郁的一线药物，除氟西汀外在乳汁中浓度较低。

2）心理治疗：心理治疗的方法可以包括但不限于：认知行为治疗、人际心理治疗、基于正念的认知疗法、系统家庭治疗、精神分析等方法。

3）物理治疗：电休克治疗可以作为产后重度抑郁的治疗方法，尤其是存在高自杀风险或高度痛苦，已经持续接受抗抑郁药治疗足够长时间，且对一个或多个药物剂量治疗都没有反应时的情况。对于药物治疗无效或不适宜用药的重度、伴精神病性症状、高自杀风险的患者，可考虑使用改良电抽搐休克治疗。

（3）严重精神疾病

1）疾病范围：孕产妇严重精神疾病主要包括既往已患病及新发的精神分裂症、双相情感障碍、产后精神病等。

2）长期用药：一些精神疾病患者发现自己怀孕后，可能会自行骤停正在服用的药物，这可能会升高停药综合征及复发的风险，故应避免。对于患有严重精神疾病女性孕前或孕期已经停药者，应监测早期复发迹象。

3）权衡利弊：精神疾病治疗药物可通过胎盘或乳汁使新生儿出现一些不良反应，如过度镇静、锥体外系反应、中毒等；但如果不用药治疗，妊娠期病情不稳定，可能会发生潜在的胎盘不完整和胎儿中枢神经系统发育不良，而且给患者自身带来危害。故应综合评价、科学合理使用药物。

4）注意事项：给孕妇开具任何精神科药物均应谨慎。考虑到复发风险，通常不建议在妊娠期更换抗精神病药物治疗，权衡利弊后，建议直接使用对该患者最有效的药物。心境稳定剂和苯二氮䓬类药物对胎儿畸形及行为影响更密切，在妊娠期间和哺乳期使用应更为谨慎。丙戊酸盐可能会造成新生儿出现重大畸形，所以育龄女性和孕妇尽量不要使用。孕妇使用锂剂，必须对其血液水平进行监测，并可能需要调整剂量。

5）药物使用与母乳喂养：精神症状复发风险高，需要维持药物治疗。产妇服用药物，药物进入母乳，但浓度小于母亲的10%，导致婴儿出现剂量相关不良反应可能性较小。确实需要药物治疗的产妇，在可行的情况下可以计划母乳喂养。母乳喂养的女性应该谨慎使用氯氮平，并在婴儿出生后的头6个月每周监测一次白细胞计数。如果使用抗惊厥药物，应对婴儿密切监测和咨询新生儿专家。尽量避免对母乳喂养女性使用锂剂。

（4）心理危机预防与干预：关注孕产妇的自杀和自伤问题，留意孕产妇的情绪变化，并警惕自杀风险。在孕产妇有抑郁情绪或者流露出自杀相关信号时，要评估其是否有自伤或者自杀的想法和计划、计划实施的可能性、自杀工具的可得性等，综合评估自杀风险。

如果评估孕产妇有明确的自杀或者自伤想法的时候，建议其到精神卫生机构进行专业的评估或者邀请精神科医生进行会诊。做好预防自杀的心理健康教育，使孕产妇和其家人了解自杀的相关知识和可寻求帮助的资源，关注孕产妇的情绪变化和安全状况。尤其在孕产妇表达有强烈自杀想法时，要保证身边有人陪伴。医疗机构应制定完善孕产妇自杀危机干预预案，一旦孕产妇出现自杀行为，能够根据预案，有条不紊地进行危机干预。

四、临床咨询

（一）如何应对分娩疼痛和分娩恐惧

孕晚期很多孕妇会担心"分娩疼痛"，这是孕晚期分娩恐惧的常见原因。疫情期间这种恐惧可能会增加。同时分娩方式的不确定性可能也会让孕产妇过度担心。很多临床研究表明，分娩镇痛可以降低分娩过程中的疼痛，既可提高舒适度，又可以缓解产后抑郁的发生，值得推广。除药物镇痛方式外，还有很多可以帮助减轻分娩疼痛和恐惧的非药物方式，比如音乐、基于正念的分娩教育课程、催眠分娩、放松技术、生物反馈等。产前学习一些应对分娩的方法和技巧，有助于孕产妇和相关人员做好分娩准备，减少分娩疼痛和分娩恐惧。

（二）如何对孕产妇进行健康宣教

提供孕产妇保健服务的医疗机构应当定期组织促进孕产妇心理健康的宣教活动。孕产期心理保健知识与技能应纳入孕妇学校常规授课内容。孕期女性至少参加一次孕妇学校的心理保健课程，学习心理健康知识和自我保健技能。健康宣教（建议至少保证一次有家庭成员陪同参与）可包括但不限于：孕期常见情绪问题、情绪异常的自我识别和负性情绪的缓解方法、孕期健康生活（饮食、运动、睡眠）、如何面对分娩、新生儿护理、产后恢复等的宣教。

（三）应该提供的心理健康教育包括哪些

系统的心理健康教育可以促进孕产妇的心理健康，应在生育全程（备孕、孕期、产时、产后）为所有孕产妇、伴侣及其主要家庭成员提供心理健康教育，包括孕产妇的心理特点、常见心理问题及影响因素、抑郁焦虑等症状识别、常用心理保健方法等；并告知心理问题在孕产期女性中较为常见，心理保健可以提升心理健康水平，减少心理问题的发生。

（四）应为孕产妇提供哪些心理保健课程

建议为孕产妇提供学习情绪管理、积极赋能、心身减压、自我成长等心理保健技术。结构化的心理保健技术，如简版认知行为治疗、基于正念/静观的孕产妇分娩教育课程等，可以缓解孕产妇的压力，对孕产妇抑郁、焦虑、分娩恐惧等心理问题有预防效果。

参考文献

［1］中华预防医学会心身健康学组，中国妇幼保健协会妇女心理保健技术学组.孕产妇心理健康管理专家共识（2019年）［J］.中国妇幼健康研究，2019，30（7）：781-786.

［2］Jennifer H H，Taylor C H，Itzel A. Economic and health predictors of national postpartum depression prevalence：A systematic review，meta-analysis，and meta-regression of 291 studics from 56 countries［J］. Frontiers in Psychiatry，2017，8：248.

［3］Schiller C E，Meltzer-Brody S，Rubinow D R. The role of reproductive hormones in postpartum depression［J］. Cns Spectrums，2015，20（01）：48-59.

［4］Eisenach J C，Pan P H，Smiley R，et al. Severity of acute pain after childbirth，but not type of delivery，predicts persistent pain and postpartum depression［J］. Pain，2008，140（1）：87-94.

［5］Gaudet C，Wen S W，Walker M C. Chronic perinatal pain as a risk factor for postpartum depression symptoms in canadian women［J］. Canadian J Public Health，2013，104（5）：e375-387.

［6］Yang Y，Mao J，Ye Z，et al. Determinants of sleep quality among pregnant women in China：a cross-sectional survey［J］. The Journal of Maternal-fetal & Neonatal M，2017：1.

［7］Sedov，Ivan，D，et al. Sleep quality during pregnancy：A meta-analysis［J］. Sleep Medicine Reviews，2018，38（1）：68-176.

［8］Tarokh L，Saletin J M，Carskadon M A. Sleep in adolescence：physiology，cognition and mental health［J］. Neurosci Biobehav Rev，2016，70：182-188.

［9］罗梅，唐霓，王晓斌.产后抑郁症研究进展［J］.麻醉安全与质控，2020，4（05）：301-304.

第四节　分娩镇痛对产妇生理、心理的影响及管理

"十月怀胎，一朝分娩"，大部分产妇正常分娩过程中都会伴有较剧烈的疼痛，分娩痛是女性一生中最难忘、最痛苦的事情之一，疼痛可致产程延长、母体酸碱平衡失调、胎儿窘迫等不良后果，部分产妇甚至因分娩痛而发生产后抑郁。分娩镇痛技术有望为产妇创造一个安全无痛的分娩环境，让产妇在感受迎接新生命的喜悦同时伴随较少、较轻的痛苦体验。认识并了解分娩镇痛技术对于每一位计划妊娠或者妊娠中的女性具有重要意义。

一、定义

疼痛是指机体组织受到暂时或永久损伤时产生的一种不愉快的感觉和情绪体验，分娩过程中的疼痛大多是剧烈的。分娩镇痛是指在孕妇生产的过程中，通过精神疗法、物理方法或者药物来减少孕妇所遭受的疼痛，从而有效缓解疼痛，使得产妇可以在微弱疼痛甚至无痛中生产。产妇自临产至第二产程均可采取分娩镇痛。

二、妊娠生理

（一）第一产程分娩痛

第一产程又称宫颈扩张期，指规律宫缩至宫口开全（10 cm）的过程。疼痛主要为宫缩时子宫肌缺血缺氧和宫颈扩张时肌肉过度紧张，通过交感神经经胸神经10、11和12传至脊髓。此期主要疼痛部位在下腹部、腰背及骶部。

（二）第二产程分娩痛

第二产程又称胎儿娩出期，指宫口开全至胎儿娩出的过程。除了子宫体收缩和子宫下段扩张引起的疼痛外，还包括先露部（通常为胎头）对盆底、阴道及会阴的压迫，通过骶神经2、3、4传至脊髓。这一阶段产妇多伴有会阴痛，以及强烈的排便感。

（三）害怕-紧张-疼痛综合征

临近分娩，孕妇的紧张、恐惧是产生疼痛的重要因素，恐惧可增加紧张，紧张又会加剧疼痛，疼痛反过来又增加紧张程度，从而形成恶性循环。

三、诊断及治疗要点

产妇自愿、经产科医师评估后可经阴道分娩或者阴道试产者在临产后至第二产程中均可行分娩镇痛，其中第一产程行分娩镇痛效果较好。

1. 理想的分娩镇痛要求　①安全，对母婴影响小；②对产程影响小；③易于采用，起效快，作用可靠；④产妇清醒，可参与分娩过程；⑤有创镇痛由麻醉医生实施并全程监护。

2. 常见的分娩镇痛方法　①非药物镇痛：放松训练、全身按摩、针灸 / 电刺激、水疗、音乐减痛、调整呼吸、导乐、自由体位分娩、家庭化产房等，可单独或联合药物镇痛法等应用；②吸入性镇痛：吸入氧化亚氮（N_2O，笑气）；③静脉或者肌注药物镇痛：哌替啶、安定等；④椎管内镇痛：连续硬膜外镇痛、腰–硬联合镇痛（蛛网膜下腔＋硬膜外镇痛）。分娩镇痛首选椎管内镇痛。

3. 不适合分娩镇痛的情况　①产妇拒绝或不配合；②经产科医师评估不能经阴道分娩者；③存在椎管内阻滞禁忌证者；④对局部麻醉药及阿片类药物过敏者。

四、临床咨询

分娩疼痛的缓解与个人期望、文化背景和陪产者的影响等非医疗因素密切相关，非药物性分娩镇痛具有无创伤、无特殊禁忌证限制、无设备要求、无不良反应等优势，但镇痛效果个体化差异极大，耗时较长，多不能广泛应用于临床。药物性镇痛通过使用药物，从而达到减轻疼痛的目的，镇痛效果明显优于非药物性镇痛。椎管内镇痛是目前镇痛效果最确切、使用最为广泛的镇痛方式，镇痛有效率达 95% 以上，是首选的分娩镇痛方式。产程的不同阶段建议采取不同的应对措施。

（一）第一产程

①放松心情，保持心情平静，消除紧张情绪；②少食多餐，注意休息以保存体力；③多喝水，勤排尿，以免影响先露下降及产程进展；④条件允许时可考虑高年资助产士一对一导乐、家庭化产房等，通过全程陪护，帮助产妇转移注意力、建立分娩信心、获得情感支持和体力支持等；⑤行椎管内镇痛以缓解疼痛。

（二）第二产程

①适应胎先露压迫盆底引起的会阴痛以及排便感；②学习配合：有宫缩时如排便样向下用力以增加腹压，无宫缩时自由呼吸并放松全身肌肉；③接受非常规的会阴侧切。

（三）第三产程

第三产程又称胎盘娩出期，指胎儿娩出至胎盘娩出的过程。配合完成胎盘娩出，以及因分娩造成的阴部撕裂 / 侧切口的缝合。

五、咨询注意事项

（一）分娩镇痛并非绝对的无痛

分娩镇痛是为了有效缓解疼痛，让疼痛变得可以忍受，而非绝对不痛。每个人对于疼痛的耐受性以及镇痛药物的敏感性不同，药物镇痛的效果不尽相同。

（二）椎管内镇痛是否真的安全

椎管内镇痛作为一种有创操作，其风险主要体现在操作本身上，需由有操作经验的麻醉医生完成。椎管内镇痛可达到"感觉和运动分离",减缓疼痛的同时不影响到产妇的运动,对子宫收缩的影响也很小。但椎管内麻醉可能会导致孕妇麻醉后疼痛、产时发热、第二产程延长等,但对于器械助产、紧急剖宫产及新生儿结局无明显影响。

(三)分娩镇痛与母乳喂养

非药物性分娩镇痛只在产时发挥作用,不涉及药物,且不作用于新生儿,理论上不会对母乳喂养产生直接作用。此外,由于可减轻产痛、缩短产程、改善产妇情绪,可能对母乳喂养发挥积极作用。

药物性分娩镇痛对于母乳喂养的影响与药物种类、使用剂量、使用时距离分娩的时间等有关。N_2O 吸入分娩镇痛可能有助于改善母乳喂养。使用阿片类药物静脉分娩镇痛的产妇和新生儿在建立母乳喂养时应提供额外的母乳喂养支持。椎管内镇痛与母乳喂养的关系存在较大争议,有待进一步明确。阴部神经阻滞及宫颈旁神经阻滞可能对母乳喂养没有影响。

(四)分娩镇痛的潜在影响

分娩痛可能给产妇留下不可磨灭的疼痛记忆,分娩镇痛可以减少产后远期痛苦记忆,减少因疼痛不愿再生育妇女比例。此外,分娩镇痛可能减少产后抑郁的发生。

参考文献

[1] 谢幸,孔北华,段涛. 妇产科学 [M]. 9 版. 北京:人民卫生出版社,2018.
[2] 刘野,徐铭军. 腰硬联合镇痛应用于分娩镇痛的疗效及安全性评价 [J]. 中国临床医生杂志,2020,48(10):1145-1149.
[3] 张敏,张国英. 分娩镇痛的临床应用研究进展 [J]. 江苏医药,2020,46(09):956-960.

第九章　产后保健

第一节　产后盆底康复

随着我国生育政策的全面开放，越来越多的产后妇女面临着产后盆底功能障碍的困扰，临床上以尿失禁及盆腔器官脱垂较为多见，国外数据统计，有 1/3 的产妇在分娩后出现盆底松弛，并影响排尿。而我国已婚已育的女性中，45% 有不同程度的盆底功能障碍。由于对本病缺乏基本的认知，许多女性错误地认为分娩后出现这些问题是正常的。随着产后恢复慢慢深入人心，产后盆底康复也越来越受到产后女性们的关注。

一、定义

女性盆底功能障碍（pelvic floor dysfunction，PFD）是指由于盆底支持结构缺陷薄弱、损伤及退化等多种因素造成的盆腔脏器移位并引起各种盆腔器官功能异常的一组疾病。患病女性可出现盆腔器官脱垂（pelvic organ prolapse，POP）、尿失禁（urinary incontinence，UI）、粪失禁（fecal incontinence，FI）、性功能障碍（sexual dysfunction，SD）及慢性盆腔疼痛（chronic pelvic pain，CPP）等。

二、妊娠生理

妊娠期随着子宫增大，重力作用对盆底的慢性牵拉造成不同程度的软组织损伤；妊娠期激素水平变化改变了盆底结缔组织的胶原代谢，导致盆底支持结构减弱，增加了盆腔器官脱垂的发生风险。分娩时盆底受胎头挤压，拉伸延长，肌肉高度扩张，使

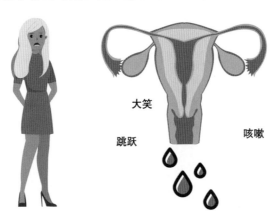

大笑

跳跃　　　　　咳嗽

盆底发生去神经改变,结缔组织间连接发生分离等变化。难产、阴道助产等易引起盆底及尿道周围组织的损伤、膀胱颈位置及活动度改变、尿道闭合压下降,导致压力性尿失禁的发生。妊娠及分娩过程中肛提肌及阴部神经机械性损伤,在女性盆底功能障碍发生过程中起重要作用。

三、诊断及治疗要点

对于 PFD 应采取预防为主、防治结合的原则。诊断需结合产妇的孕产史、分娩情况、症状、相关辅助检查等综合分析。产妇往往经历了妊娠和分娩过程的损伤,或伴有慢性呼吸系统疾病,如慢性咳嗽,在腹压增加时出现漏尿、排尿困难、腹痛,甚至阴道内有肿物脱出;患者出现性冷淡、性交疼痛等。临床医生根据患者的不同表现选择不同的检查方法,可采用手法检查和阴道或尿道压力探头检测,两种方法通常相互结合,对盆底肌肉进行评估。

手法检查以美国妇科泌尿协会提出的 POP-Q 分度法为标准,该分度法以处女膜为 0 点,即参照点,检测阴道前壁、后壁、顶部的 6 个点相对于 0 点的位置变化,从而对患者脱垂的程度进行量化,将 POP 分为 I ~IV 期。

对盆底肌肉的评估,包括测定 I 类及 II 类肌的肌力、评估其疲劳度及监测阴道动态压。盆底 I 类肌由慢收缩纤维组成,为等位收缩,其维持时间长、不容易疲劳,主要功能是维持盆底器官在静息状态的正常位置。盆底 II 类肌为快收缩纤维,由于发生等张收缩,所以快速但易疲劳,与盆底肌快速有力的收缩功能有关。

根据法国国家卫生诊断论证局的会阴肌力测定方法,将盆底肌力定为 0 ~ 5 级。在检测过程中让患者放松腹肌,检查者将示指和中指合拢轻柔放入阴道,顺序让患者收缩和放松阴道,根据其收缩时间、完成次数分级。0 级:阴道肌肉无收缩者;1 级:肌肉可轻微地收缩或蠕动,但不能持续者;2 级:肌肉收缩显著,可完成 2 次,但仅能持续 2 s 者;3 级:阴道收缩时可使检查者手指被动运动,收缩时间达到 3 s,且完成次数≥3 次者;4 级:阴道肌肉收缩时能够抵抗检查者手指的压力,时间持续 4 s,完成 4 次者;5 级:阴道肌肉收缩对抗检查者手指压力时间持续 5 s 以上,连续收缩 5 次以上者。然后利用神经肌肉刺激治疗仪监测盆底肌力,该测定方法可以客观准确地评估患者盆底肌力及肌纤维受损类型。

另外,对压力性尿失禁(SUI)患者可选择膀胱功能试验、残余尿测定、压力激惹试验、棉签试验及尿流率测定等进行诊断。

四、临床咨询

(一)产后盆底功能评估时机

在怀孕和分娩的过程中,盆底肌受损不可避免,轻度 PFD 通过无创的盆底肌修复可以康复,重度 PFD 必要时需要手术处理。为了避免分娩后遗症加重,尽早做盆底肌评估和修复是非常有必要的。产后盆底功能检查、评估及康复治疗的最佳时机在产后 6

周左右，恶露干净后进行。

（二）盆底功能评估

盆底肌功能评估包括盆底肌力、直肠检查、阴道收缩压等。盆底肌力主要评估肌肉收缩强度、能否对抗阻力，肌肉收缩持续时间及疲劳度、对称性，重复收缩能力及快速收缩次数。直肠检查用于评价静息状态及自主收缩状态下的肛门括约肌有无受损，而阴道收缩压反映阴道浅深肌层的综合肌力水平。

（三）盆底康复治疗常用的方法

盆底康复（pelvic floor rehabilitation，PFR）的目的是恢复腹部盆腔的协调性和括约肌运动功能，阻止进一步的阴道壁膨出或子宫脱垂。PFR 的最终疗效取决于准确的诊断和治疗方案的正确选择。临床上首选生物反馈训练联合电刺激治疗。

1. 盆底肌肉锻炼　又称凯格尔运动（Kegel exercise），1940 年美国妇产科医生 Anold Kegel 针对妇女的子宫、膀胱、直肠脱垂和阴道紧缩度降低等问题，创建了盆底肌肉康复锻炼法，简称 Kegel 法。

方法：做缩紧肛门的动作，每次缩紧持续时间不少于 3 s，然后放松。每次 15～30 min，每日 2～3 次；或每日做上述盆底肌肉锻炼动作 150～200 次，6～8 周为 1 个疗程。

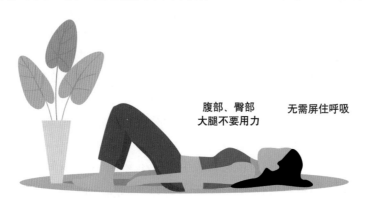

腹部、臀部　　无需屏住呼吸
大腿不要用力

患者做缩紧肛门的动作，
每次缩紧持续时间不少于 3 s，
后放松，每次 15～30 min，
每日 2～3 次

2. 盆底康复器（阴道哑铃）

（1）来历：盆底康复器是 1985 年 Plevnik 教授提出的加强盆底肌方法，康复器重量 20～70 g 不等，分 5 个重量级，编号为 1～5，重量逐步增加。

（2）方法：使用时，从最轻的阴道哑铃开始，使其停留于阴道内持续 20 min。当感觉到使用 20 g 重量的哑铃，能在阴道内掌控时，可以逐步增加哑铃的重量来练习。能适应较重的阴道哑铃后，可通过一些活动过程，如上楼梯、搬重物、咳嗽、跳跃等来进行练习。每天 1 次，每次 15 min，3 个月为 1 个疗程。阴道哑铃具有简单、易行、安全、有效、无副作用等特点。有效率能达 80%，平时结合凯格尔运动，疗效更佳，可作为盆底肌锻炼的有效补充手段。

3. 电刺激　电刺激是通过放置在阴道内的电极传递不同强度电流，刺激盆底肌肉和神经，使盆底肌肉收缩强度和弹性增强。同时可反射性抑制膀胱兴奋，通过神经回路进一步增强括约肌收缩，加强控尿，从而达到盆底功能康复和治疗的目的。

方法：将治疗头放进阴道内，根据临床诊断选择相应的治疗程序，调节电刺激强度。

4. 生物反馈　让产妇通过声音及可视图像反馈刺激大脑来进行盆底肌收缩训练，最终过渡到让患者在没有生物反馈设备的帮助下正确锻炼。

方法：通过生物反馈治疗仪，将探头置入阴道或直肠内，以检测盆底肌肉电信号活动，并采用模拟的声音或视觉信号反馈给产妇和医生，使产妇根据这些信号训练，学会自主控制盆底肌的收缩和舒张，通过自主的、反复的盆底肌肉群收缩和舒张锻炼，辅以电刺激和生物反馈，增强支持尿道、膀胱、子宫和直肠的盆底肌张力，增加尿道阻力，恢复松弛的盆底肌，达到预防和治疗产后尿失禁和生殖器官脱垂的目的。

生物反馈疗法可以客观地对患者盆底肌肌力与肌纤维的受损情况做出准确的评估，医护人员可以根据患者的评估结果调整出最适合患者的电频率、脉宽、振幅以及电刺激与生物反馈训练，激活受到损伤的盆底肌肉，从而有效恢复盆底肌肉的弹性与肌肉力量。这种方法可以使患者在短期内正确地掌握锻炼盆底肌肉的方法，进而指导患者自主使用盆底肌肉康复器，以及日常进行收缩阴道增强肌力训练，循序渐进地增加所夹持康复器的重量，以达到有效增强阴道收缩力的目的。

（四）盆底修复重建手术

针对严重脱垂患者盆腔进行修复重建手术，根据缺陷部位和症状，选择不同的术式及网片或吊带重构盆腔支持结构。

五、咨询注意事项

（一）合理饮食，孕期控制体重的增长速度

文献提示新生儿为巨大儿、孕期体重增加过多是盆底Ⅰ类肌的肌力异常，Ⅱ类肌疲劳度异常的危险因素。主要原因是怀孕时期胎儿的重力，直接和持久地作用于母体盆底肌肉、软组织如筋膜等，从而引发盆底组织破坏，特别是对主要负责支持功能的Ⅰ类肌纤维的破坏；再加上如果是通过产道分娩，胎儿头部较大和妇女用力不当等原因导致产程延长，导致内部组织细胞构架及功能改变，外在体现为异常的拉伸、歪曲、膨胀，甚至变形，非常容易发生损伤。因此孕期合理饮食，食物种类多样化，保证碳水化合物、蛋白质、纤维素的摄入量，避免过多摄入高脂高糖类食品，无高危因素的孕妇保持每周3次、每次半小时轻中度运动量，控制孕期体重增长。

分娩之后女性尽量以清淡饮食为主，不要吃辛辣刺激性的食物。体内的胶原蛋白含量下降也是造成盆底肌功能障碍的原因之一，产后女性可以适当增加蛋白质含量高的食物摄入，比如蛋奶鱼肉以及大豆类食物等，并且适当增加新鲜水果蔬菜的摄入量，促进胃肠功能恢复，补充维生素，保持大便通畅，防止便秘而加重盆底肌修复不良的症状。

（二）注意休息，避免劳累

产后女性身体较为虚弱，在分娩后尽量以休息、轻体力活动为主，不要过早地从事重体力家务或者进行负重体育锻炼等，不要过度劳累，尤其是避免长时间搬运重物等，以免影响到盆底肌的恢复。

（三）正确进行恢复锻炼

分娩之后女性即可在医生或专业人士的指导帮助下进行盆底肌的恢复训练，正确地收缩盆底肌肉，坚持循序渐进的原则，切不要自我盲目地进行锻炼，过多的运动量、不正确的锻炼方式会适得其反。

参考文献

［1］中华医学会妇产科学分会妇科盆底学组 . 女性压力性尿失禁诊断和治疗指南（2017）［J］. 中华妇产科杂志，2017，5：289-293.

［2］Kobashi K C，Albo M E，Dmochowski R R，et al. Surgical treatment of female stress urinary incontinence：AUA/SUFU Guideline［J］. J Urol，2017，198（4）：875-883.

［3］孙智晶，苏园园，房桂英，等 . 产后盆底康复锻炼对女性盆底功能障碍性疾病的预防作用［J］. 中华妇产科杂志，2015，006：420-427.

［4］朱兰，郎景和 . 女性盆底学［M］. 2 版 . 北京：人民卫生出版社，2014：1-2.

［5］Rrls A，Jfvc A，Ctmv A，et al. Prevalence of sarcopenia in older women with pelvic floor dysfunction［J］. European Journal of Obstetrics & Gynecology and Reproductive Biology，2021，263：159-163.

［6］Mercier J，Morin M，Zaki D，et al. Pelvic floor muscle training as a treatment for genitourinary syndrome of menopause：A single-arm feasibility study［J］. Maturitas，2019，125：57-62.

［7］Pischedda A，Fusco F，Curreli A，et al. Pelvic floor and sexual male dysfunction. Arch Ital Urol Androl，2013，85（1）：1-7.

第二节　产后访视

一、定义

产后访视是围产保健的重要组成部分，直接关系到产妇康复、成功母乳喂养和婴儿健康成长。产后访视主要是由社区卫生服务机构人员（妇幼医生或护士）在产妇出院后 3 日、产后 14 日和产后 28 日提供的上门访视服务。访视内容主要是对产妇和新生儿的健康评估，包括一般情况询问、体格检查、母乳喂养、生活指导、新生儿疾病筛查及预防接种咨询等，若发现异常应及时给予指导或转诊。

二、妊娠生理

由于产妇分娩后的生殖器官发生了巨大的改变，尤其是子宫最为明显。妊娠期子宫膨大到分娩后逐渐复旧，分娩过程对盆底肌肉的损伤，一方面易引起产后内脏器官下垂，一方面会造成盆底肌肉的功能降低，再加上产后营养不平衡造成体态臃肿肥胖。分娩后早期，由于盆腔压力骤降，使得腹壁肌肉收缩无力、肠管蠕动能力减弱，可能引起大便不畅和大便秘结，也容易导致产后腹腔及盆腔静脉血液淤滞。加上在心理因素及各方面的影响下，部分产妇在分娩后未能很好适应自身角色的转变，易引起焦虑、抑郁等负性情绪。以上生理、心理问题均会对产妇的产后恢复造成不良影响，所以产后保健是产后生理恢复的重要环节，也是产妇身体恢复健康的重要保证；并且由于产后自我护理知识、新生儿护理知识的缺乏，对家庭护理需求程度非常高，因此更加需要重视产后保健工作。

三、诊断及治疗要点

产褥期产妇各系统变化很大，应重视产褥期护理和保健，防止产后出血、感染等并发症发生，促进产后生理功能的恢复。同时指导新生儿喂养、促进母乳喂养，指导婴儿沐浴，预防脐部、皮肤感染，预防臀红，指导预防接种的注意事项，纠正不良的护理行为，预防意外伤害事故，促进新生儿健康成长。

四、临床咨询

（一）产妇访视内容

1. 了解一般情况　询问既往史、孕产史、本次分娩情况及母乳喂养情况，了解产妇精神、睡眠、饮食、大小便情况等是否正常。

2. 体格检查

（1）测量产妇体温、脉搏和血压。

（2）检查子宫复旧及恶露情况。通过手测宫底高度了解子宫复旧情况，一般子宫底每天下降 1 ～ 2 横指，于产后 10 天左右子宫降回骨盆腔内，于产后 6 周恢复到孕前大小。

（3）观察产妇伤口愈合情况及护理：经阴道分娩者，产后应当保持会阴伤口的清洁及干燥。选用温水或者对外阴无刺激的消毒液清洗外阴。会阴水肿者，可局部进行湿热敷。剖宫产者，术后应保持切口敷料清洁。

伤口缝线的处理：每天观察伤口有无红肿、硬结、分泌物及疼痛，会阴缝合的丝线可于产后 3 ～ 5 天拆除，腹部切口缝合的丝线于术后 6 ～ 10 天拆除，可吸收线可自行吸收或脱落；若出现伤口感染，应及时就诊，予伤口引流或清创等处理，定时换药。

（4）检查乳房情况：如乳房胀满程度，有无红肿、硬结或触痛，乳头是否有皲裂等。

3. 生活指导

（1）保持良好的生活习惯：产妇居室应是一个安静、舒适、卫生的休养环境。保证生活环境空气新鲜、阳光充足，产褥期因出汗多，应勤换内衣及被褥，温热水勤淋浴。此外，还应保证充分的休息和睡眠，休息时应经常变换姿势，以侧卧为主，保持良好的睡眠质量。食用营养丰富而清淡的食物；视身体恢复情况，产后 42 天可恢复性生活，但须采取避孕措施，哺乳期内可采用工具避孕，不宜选用口服避孕药。

（2）高质量的饮食及营养：产妇的营养对促进产后恢复、乳汁分泌和保证婴儿营养需求均至关重要。产褥初期应以清淡、易消化的食物为宜，强调均衡营养、保证足够热量及水分为原则，多食优质蛋白，如鱼类等海产品、蛋、禽、瘦肉及大豆制品，适当增饮奶类，进食一定量的新鲜蔬菜和水果。

适当进食高蛋白和汤汁食物，避免油腻和刺激性食物。合理补充维生素和铁剂，产前糖代谢异常的产妇，产后应自我监测血糖，根据血糖水平调整饮食，以减少产褥期及以后发展为糖尿病的风险；产后贫血者，应多补充铁剂及维生素；患有心脏病者宜摄入高蛋白、高维生素、低盐饮食，每天食盐摄入量不超过 4～5 g。

（3）适当进行运动：妊娠、分娩及产后都是身体生理上发生不同改变的重要时期，产妇在孕期和产后体内激素分泌紊乱、脂肪代谢失衡，然而较少的体力活动及产后有些产妇可能养成不合理的饮食习惯导致营养过剩，导致体重增加。肥胖不仅影响女性的身材，更提高了高血糖、糖尿病、冠心病、骨质疏松、关节炎等多种疾病的发病率。

因此，及时的、合理科学的运动，合理地进行产后早期运动和形体训练，可促进产后子宫复旧，预防张力性尿失禁、膀胱膨出、痔、腰骶痛等产后并发症，也可避免活动量少，导致静脉回流不畅，形成血栓甚至肺栓塞；同时可恢复腹部肌肉紧张度，防止哺乳后乳房下垂。

经阴道自然分娩者，产后 6～12 h 即可起床做轻微活动，产后第 2 天可在室内走动。行剖宫产术者，产后尤其注意腿部活动，适当按摩腿部肌肉，以预防深静脉血栓形成。可适当进行一些有氧锻炼及康复体操，通过运动疗法改善呼吸功能，增强肌力，提高免疫力。但产后不宜过早进行重体力劳动，以免造成子宫脱垂和阴道膨出。产后康复的运动量应循序渐进。

（4）心理疏导：关注产妇心理问题，预防产后抑郁。针对产妇孕期、分娩前后的心理波动可能较大，产后产妇全身心投入到新生儿的护理上，过度紧张婴儿的健康等容易出现心理隐患。而这些心理隐患的解决在很大程度上需要产妇和其家人的共同努力。抑郁严重者应尽早诊断和干预。

4. 计划生育指导 若已恢复性生活，应采取避孕措施，哺乳者以工具避孕为宜，不哺乳者可选用药物避孕。

（二）新生儿访视内容

（1）询问新生儿出生情况、出生方式、有无窒息史、出生时的体重、有无接种卡介苗/乙肝疫苗等预防接种情况。

（2）了解喂养情况、睡眠时间及质量、大便小便次数及大便性状等情况。

（3）测量体温，观察新生儿脸色和皮肤颜色、有无黄疸并鉴别其为生理性还是病理性。病理性黄疸需送医院就诊。注意脐带残端是否脱落、有无渗液，发现感染及时处理。

（4）体格检查：对新生儿进行全身体格检查，测量体重，指导新生儿听力筛查等。

（5）宣传新生儿期的家庭护理知识，了解喂养及护理中出现的问题并帮助分析原因，及时给予指导。

产后访视能及时了解母婴健康状况，使母婴保健知识得到有效普及，为实施妇女儿童整个生命周期服务奠定了良好的基础。

参考文献

［1］Schlaff RA，Baruth M，LaFramboise FC. Preparing for postpartum：health care provider discussions and predictors of patient satisfaction［J］. Women & Health，2021，61（4）：345-354.

［2］田策，彭辉，李亚敏，等 . 国外产后保健指南简述及对我国产后护理工作的启示［J］. 中华护理教育，2019，16（03）：237-240.

［3］张红伟，王丽琼 . 产褥期营养保健教育对产妇产后康复效果的干预作用［J］. 中国妇幼保健，2017，32（15）：3406-3409.

［4］顾晶菁，黄勤瑾，施君瑶，等 . 上海市浦东新区产后访视人员配置现状分析［J］. 中国妇幼保健，2017，32（22）：5711-5714.

第十章 特殊人群保健

第一节 慢性病人群保健

进入 21 世纪以来，随着城镇化、老龄化和生活方式的变化，慢性病已成为危害人们生命健康的公共卫生问题之一。无论是发达国家、发展中国家，还是欠发达国家，慢性病都已成为主要的死亡原因。慢性病已成为威胁我国人民健康的公共卫生问题和导致医疗费用迅速增长的重要原因。有生育需求的慢性病人群可能面临不孕不育，妊娠期间可能面对病情加重及更多的并发症或合并症。慢性病人群多可通过健康教育和行为因素的改变来减少或阻断多数病情的发生和发展，因此了解慢性病的保健非常重要。

一、定义

慢性病，全称是慢性非传染性疾病，不是特指某种疾病，而是对一类起病隐匿、病程长且病情迁延不愈、缺乏确切传染性生物病因证据、病因复杂，且有些尚未完全被确认的疾病总称。慢性病主要指以心、脑血管疾病（高血压、冠心病、脑卒中等），糖尿病，恶性肿瘤，慢性阻塞性肺疾病（慢性支气管炎、肺气肿等），精神异常和精神病等为代表的一组疾病，具有病程长、病因复杂、健康损害和社会危害严重等特点。

二、妊娠生理

高龄产妇由于其生理和内分泌特点、代谢的变化，以及随着年龄的增长，对内外科疾病的易感性增加，使其产科的并发症及合并症均增加。高龄女性由于卵泡数量的减少和卵子质量的下降，易导致不孕症发生率与流产发生率明显增高。随着年龄的增长，高龄产妇孕期母体心血管调节与适应性下降，导致高龄产妇对年龄相关的并发症的易感性增加。此外，由于底蜕膜和微绒毛结构的损伤，滋养细胞侵袭至底蜕膜受限，胎盘缺氧诱发氧化应激反应，从而引起合体滋养细胞凋亡及更多免疫反应的发生，最终导致妊娠并发症发生率增加。高龄产妇中妊娠糖尿病、妊娠高血压疾病、前置胎盘等妊娠并发症发生率明显增加。高龄产妇合并慢性疾病的发生率也较高，尤其是肥胖、高血压、糖尿病、心脑血管疾病、慢性肾病等，这些合并症加重了妊娠及分娩期的风险。

妊娠后生理的改变对孕前正常器官老化也将是一个巨大的考验。妊娠可加重导致动脉粥样硬化的一系列变化，其中包括胰岛素抵抗和血脂异常，临床上表现为子痫前期或妊娠糖尿病。这些妊娠合并症预示着孕妇产后出现心血管疾病的风险有可能增加，其中冠心病和卒中的患病风险可增加2倍。患有妊娠糖尿病的妇女可进一步发展为2型糖尿病。妊娠可使静脉血栓的风险增加7～10倍。妊娠期间，机体血容量将增加50%，这可能与肾小球肾病、围产期心肌病、动脉瘤或者动静脉畸形有关。妊娠期间若出现肝内胆汁淤积，则预示将来发生胆石症的可能性有所增加。慢性病对妊娠造成诸多不良影响，所以慢性病人群的保健是身体健康的重要保证。

三、诊断及治疗要点

目前我国将满足以下情况之一者，视为慢性病高危人群：①血压达到正常血压高值（血压水平为130～139/85～89 mmHg）。②空腹血糖（FPG）受损（6.1 mmol/L ≤ FPG < 7.0 mmol/L）。③血清总胆固醇（TC）水平升高（5.2 mmol/L ≤ TC < 6.2 mmol/L）。④中心型肥胖（女性腰围≥ 85 cm）。⑤吸烟（目前仍在吸烟）。慢性病高危人群是一些还没有发展到疾病状态，但往往具备某些慢性病发病危险因素的人群，他们往往有遗传病史、家族史、病原体感染、肥胖、不良饮食和生活习惯等。如果能早期发现慢性病高危人群，并及时纠正一些可改变的危险因素，对慢性病的防控和个人生活质量的提高，都是非常有意义的。

四、临床咨询

健康的四大基石包括：合理膳食、适量运动、戒烟限酒和心理平衡。不论慢性病人群还是一般人群，保持健康的生活方式应该自始至终。建立健康的生活方式是一种说起来容易做起来艰难的事，尤其在开始阶段。

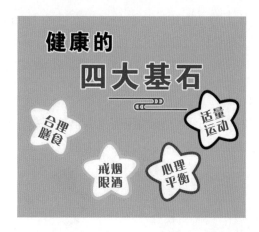

（一）平衡膳食

《中国居民膳食指南（2016）》（以下称指南）指出，平衡膳食模式是最大程度上保障人体营养需要和健康的基础，食物多样化是平衡膳食模式的基本原则。没有一种食物可以为人体提供所需的全部营养素，所以平时一日三餐在搭配合理的基础上，食物种类应尽量丰富些，这有利于营养素的均衡摄入。每天的膳食应包括谷薯类、蔬菜水果类、畜禽鱼蛋奶类、大豆坚果类等。建议平均每天摄入 12 种以上食物，每周 25 种以上。谷类为主是平衡膳食模式的重要特征，每天摄入谷薯类食物 250 ～ 400 g，其中全谷物和杂豆类 50 ～ 150 g，薯类 50 ～ 100 g，膳食中碳水化合物提供的热量应占总热量的 50% 以上。按指南推荐种类和比例进行膳食搭配，可降低慢性病的发病风险。

中国孕期妇女平衡膳食宝塔

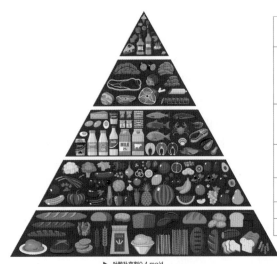

	孕中期	孕晚期
油	25～30 g	25～30 g
加碘食盐	<6 g	<6 g
鱼禽蛋肉类	150～200 g	200～250 g
畜兽肉	50～75 g	75～100 g
	每周进食1～2次动物血或肝脏	
水产品	50～75 g	75～100 g
蛋类	50 g	50 g
谷薯类	275～325 g	300～350 g
全谷物和杂豆	75～150 g	75～150 g
薯类	75～100 g	75～100 g
奶类	300～500 g	300～500 g
大豆/坚果	20 g/10 g	20 g/10 g
蔬菜类	300～500 g	300～500 g
	每周至少进食1次海藻类蔬菜	
水果类	200～400 g	200～400 g
水	1700～1900 ml	1700～1900 ml

▶ 叶酸补充剂0.4 mg/d
▶ 贫血严重者在医生指导下补充铁剂
▶ 适度运动
▶ 每周测量体重，维持孕期适宜增重
▶ 愉悦心情、少喝含糖饮料
▶ 准备母乳喂养
▶ 不吸烟、远离二手烟
▶ 不饮酒

孕早期食物量同备孕期

每天必须至少摄取含130 g碳水化合物的食物
(具体食物量请咨询注册营养师)

对于成人来说，轻体力劳动者每天热量的摄入女性为 1800 kcal；中、重体力劳动者或活动量大的人，每天热量摄入应适当增加 300 ～ 500 kcal。建议食物多样，平衡膳食，每餐食不过量，一日三餐，定时定量，重视早餐，不漏餐。

（二）合理运动

运动是预防慢性病的重要手段。慢性病高危人群应保持适当的运动，运动量和运动形式可根据个人身体情况和喜好确定，注意量力而行，循序渐进，以运动后第二天

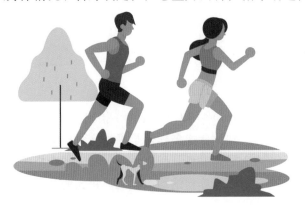

感觉精力充沛，无不适感为宜，以利于安全和长期坚持。运动要选好时间，血压偏高的人不适合清晨进行一定强度的体育活动，最适合运动的时间是 9 点到 11 点或 16 点到 18 点之间。

（三）戒烟

吸烟会大幅增加心血管疾病的风险。应劝导有吸烟嗜好的高血压高危人群戒烟，帮助其树立戒烟信心；提供戒烟方法和技能指导，对烟瘾小者可采取一次性完全戒断法，对烟瘾大者逐步减少吸烟量；戒断症状明显的可用尼古丁替代疗法，通过运动锻炼等方法改变生活方式，辅助防止复吸。尽量不用零食代替烟草，以免引起血糖升高和超重肥胖，鼓励高危个体争取周围人群的支持与配合，避免进入往常习惯吸烟的场所或参与相关活动，避免被动吸烟。

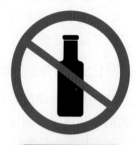

（四）限制饮酒

限制饮酒，女性每天酒精摄入量应少于 10 g（约 40 度白酒 25 ml），不饮高度烈性酒。酒精依赖者可借助药物治疗戒酒。

（五）心理平衡

慢性病高危人群应正视现实生活，正确对待自己和别人，大度为怀，处理好家庭和同事关系，避免负性情绪，保持乐观和积极向上的态度；鼓励慢性病高危人群参加体育、绘画、旅行等文化社交活动，寻找适合自己的心理调适方法，培养应对心理压力的能力。必要时可进行心理咨询、音乐疗法、自律训练等，帮助减轻精神压力，纠正不良情绪，保持平衡心理，一旦发生心理危机必须及时就医。

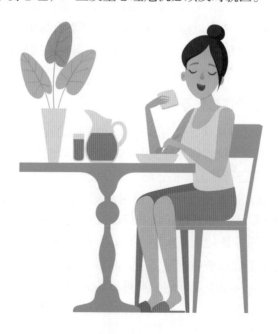

五、咨询注意事项

（一）不合理膳食

慢性病的发生与人们膳食方式和结构有很大关系，食物中脂肪过多，与心血管疾病和多种恶性肿瘤的发生有密切关系。每天脂肪摄入量超过 80 g，发生乳腺癌、肠癌的危险性明显增加，饱和脂肪酸的摄入水平与冠心病发病呈正相关。维生素缺乏，维生素摄入不足与某些恶性肿瘤的发病有关，例如食物中维生素 A 含量低，与乳腺癌、肺癌、胃癌、肠癌、皮肤癌及膀胱癌多发有关。相反，维生素含量高的新鲜蔬菜和水果摄入多的人群其食管癌、胃癌、结肠癌、直肠癌、肺癌、乳腺癌、膀胱癌的发病减少。食物中纤维素摄入量不足，可致结肠癌、直肠癌等发病率增高。饮食总热量过多是肥胖最主要的原因，而肥胖是多种慢性病的重要原因。

（二）不合理运动

在参加运动前需要对自身状况进行综合评估，根据运动目的及自身喜好选择合适的活动项目。运动过程中出现异常情况应及时停止运动。如出现下列情况之一，应立即停止运动，必要时尽快就医。

（1）心慌不适，心跳不正常，比日常运动时明显加快或突然变慢，心跳不规则等，往往是心律失常的表现。

（2）出现胸部、手臂、咽喉部疼痛或沉重感，尤其是心脏病患者，可能是心肌供血不足甚至是心肌梗死的先兆。

（3）出现头晕头痛，身体任何一部分突然疼痛或麻木、失明或失语，都应警惕卒中的可能。

（4）运动中出现饥饿感、心慌、头晕、出冷汗、四肢乏力等，应警惕低血糖。

（5）突然出现关节疼痛，常提示关节周围韧带、关节软骨等损伤。

体力活动需循序渐进，持之以恒。运动锻炼内容要由简单到复杂，由易到难，运动负荷由小到大，根据自身情况调整运动量。另外，运动需按照计划实施，持之以恒，不可三天打鱼两天晒网，否则是难以达到预期目的的。

（三）慢性病人群是否适合怀孕

随着年龄的增长，身体健康状况受到影响，各种疾病的发生率增加。如子宫肌瘤、乳腺疾病、宫颈疾病、心血管系统疾病等等，均会影响到生育能力及生育健康。因此，对于欲生育的慢性病女性，应进行孕前评估。肥胖者，尤其是体重指数（BMI）> 24 kg/m^2，甚至 BMI > 28 kg/m^2 者，需要适度锻炼，控制饮食，将体重控制在正常范围，因为肥胖可导致不孕、流产、早产、妊娠糖尿病和妊娠高血压发生率增加。患有慢性高血压的女性，孕前应到专科门诊评估血压水平、靶器官损害情况、正在应用的降压药物与疗效等，将血压控制在正常水平后方可怀孕。高血压女性千万不要抱有侥幸心理，因为孕期血压会继续升高，甚至引起子痫，严重威胁到母婴生命安全。糖尿病女性孕前应将血糖控制在合理的范围内，经专科医生评估以后方可怀孕。经评估身体状况可以怀孕的女性，孕期一定要加强监护，保障孕期顺利，平安生育宝宝。

参考文献

［1］Kaaja RJ，Greer IA. Manifestations of chronic disease during pregnancy［J］. JAMA，2005，294（21）：2751-2757.

［2］国家卫生计生委.《中国居民膳食指南（2016）》发布［J］.中国妇幼健康研究，2016，5：670-670.

［3］白雅敏.慢性病高风险人群健康管理指南［M］.北京：人民卫生出版社，2016.

［4］刘庆敏.慢性病自我管理活动指南［M］.杭州：浙江科学技术出版社，2015.

第二节　高血压、糖尿病等慢性病常用药物对妊娠的影响

近些年来，随着生活水平的提高和生活方式的改变，糖尿病、高血压等慢性病的发病率正逐年上升，与此同时妊娠合并糖尿病、妊娠高血压疾病等妊娠合并症的发病率也出现不断上升的趋势。如果这些妊娠合并症控制不佳，可导致不良妊娠结局增加。而妊娠合并症常需要规范的管理，包括饮食和生活方式的调整以及药物治疗等。本节着重介绍妊娠高血压疾病、妊娠合并糖尿病、妊娠合并甲状腺功能亢进症、妊娠合并甲状腺功能减退症和妊娠合并病毒性肝炎这 5 种疾病的常用药物对妊娠的影响。

一、妊娠高血压疾病

（一）药物治疗

由于妊娠合并高血压疾病一般是通过使用降压药来达到降压目的，故孕妇有必要了解自己服用的降压药对自己或对胎儿有何影响，不可盲目服药。在临床工作中，治疗妊娠高血压疾病的常用药物有拉贝洛尔、硝苯地平、甲基多巴，严重时可以使用硝普钠，慎用利尿剂和阿替洛尔，禁止使用血管紧张素转化酶抑制剂（ACEI）和血管紧张素 Ⅱ 受体阻滞剂（ARB），其他的降压药暂无大型临床研究报道，不推荐使用。

1. 拉贝洛尔　拉贝洛尔是 α 受体和 β 受体阻滞剂，通过降低全身血管阻力而降低血压、减慢心率，但不抑制心肌，不减少心排血量。常见的不良反应有直立性低血压、眩晕、乏力、幻觉、胃肠道障碍等。拉贝洛尔多用于中度和重度高血压及心绞痛，静脉注射可用于高血压危象。拉贝洛尔应用于孕妇可降低血压但不影响肾及胎盘血流量，并可抗血小板凝集，促进胎肺成熟，不引起血压过低或反射性心动过速，常用于孕妇。

2. 硝苯地平　硝苯地平为钙通道阻滞剂，主要通过阻断血管平滑肌上的钙离子通道，使全身血管扩张，血压下降。由于其降压作用迅速，一般不主张舌下含服。其副作用为心悸、头痛及反射性心动过速，警惕血压太低而造成严重并发症。硝苯地平尤其适用于老年高血压、单纯收缩期高血压、伴稳定型心绞痛 / 冠状动脉或颈动脉粥样硬化及周围血管疾病患者。硝苯地平降压效果好，还能保护心肌细胞，降低孕妇尿蛋白水平，却又不降低胎盘灌注，对胎儿无不良影响，目前广泛应用于治疗妊娠期及产后

高血压。

3. 甲基多巴　甲基多巴可兴奋血管运动中枢的 α 受体，抑制外周交感神经而降低血压，妊娠期使用效果好。常见的不良反应有嗜睡、便秘、口干、心动过缓等。肝功能不良、嗜铬细胞瘤和帕金森病患者禁用。临床上常用于肾性高血压和妊娠高血压疾病。孕妇口服甲基多巴可降低高血压恶化率，增加新生儿出生体重，降低流产率和新生儿死亡率，可用于妊娠高血压疾病。但由于其降压疗效较其他降压药物弱，且有抑郁及头晕等不良反应，一般不建议首选。

4. 硝普钠　硝普钠为强效血管扩张剂，扩张周围血管使血压下降，还能够有效提高患者的心肌功能，纠正机体缺血缺氧状态，保证子宫内的正常供氧。不良反应有：①低血压表现。②硫氰酸盐中毒症状，如运动失调、恶心、呕吐、视物模糊、谵妄、眩晕、头痛、意识丧失等。③氰化物中毒症状，如低血压、脉搏消失、皮肤呈粉红色、呼吸浅、瞳孔扩大等症状。硝普钠是紧急控制难治性重度高血压的首选药物。建议将其用于短时间内的紧急情况。

由于药物能迅速通过胎盘进入胎儿体内，并保持较高浓度，可能增加胎儿氰化物中毒的风险，一般不推荐常规使用。分娩期或产后血压过高，应用其他降压药物效果不佳时，方考虑使用。用药期间，应严密监测血压及心率。

5. 利尿剂　有噻嗪类、袢利尿剂和保钾利尿剂三类。利尿剂可以促进水与钠从肾排出，从而达到利尿的效果。不良反应主要是低血压、低钾血症和低钠血症等。利尿剂会降低孕妇的血容量，导致子宫胎盘血流灌注减少，从而造成胎儿生长受限和羊水减少，因此孕期不推荐常规使用，但可于产后应用。仅当孕妇出现全身性水肿、肺水肿、脑水肿、肾功能不全、急性心力衰竭时，可酌情使用呋塞米等快速利尿剂，甘露醇主要用于脑水肿。

6. 阿替洛尔（阿坦洛尔、氨酰心安、苯氧胺、速降血压灵）　阿替洛尔为选择性 β_1 受体阻滞剂，可降低心排血量，抑制肾素释放，降低外周交感神经活性，减少去甲肾上腺素以及促进前列环素生成。常见的不良反应有四肢冰冷、疲劳、肠胃不适、心动过缓。适用于室上性和室性快速性心律失常、心绞痛和高血压等。妊娠期不推荐使用阿替洛尔，因阿替洛尔可通过胎盘屏障并出现在脐带血液中，由于缺乏头 3 个月使用本药的研究，不除外致胎儿受损的可能。妊娠妇女较长时间服用本药，可能与胎儿宫内生长迟缓有关。

7. 血管紧张素转化酶抑制剂（ACEI）　ACEI 可以通过抑制血管紧张素 II 生成及抑制缓激肽降解而达到降低血压的作用。不良反应主要是低血压、肾功能一过性恶化、高血钾、低血糖、刺激性干咳和血管神经性水肿。临床上常用于治疗高血压、充血性心力衰竭、心肌梗死、糖尿病肾病和其他肾病。ACEI 用于妊娠，可引起胎儿畸形、胎儿发育不良甚至死胎，故一旦妊娠应立即停药。

8. 血管紧张素 II 受体阻滞剂（ARB）　ARB 降压作用主要通过阻滞组织血管紧张素 II 受体亚型 AT_1，更充分有效地阻断血管紧张素 II 的血管收缩、水钠潴留与重构作用，从而达到降压的作用。该药一般不引起刺激性干咳。临床上常用于治疗高血压、充血性心力衰竭、心肌梗死、糖尿病肾病和其他肾病。由于 ACEI 和 ARB 的使用会导致胎儿肾发育异常、羊水过少、肺发育不全和胎儿生长受限，因此孕期应禁止使用。

（二）咨询注意事项

1. 如何准确测量血压　应使用合适尺寸的袖带（袖带长度为上臂中部周长的 75% ～ 100%，袖带宽度是上臂周长的 37% ～ 50%）。休息 10 min 或更长时间后，在安静的环境中使用尺寸合适的袖带测量血压水平，测量时袖带的下端应位于肘前窝上方 2 ～ 3 cm，松紧度适宜，以下方容纳 1 根手指为宜。气囊的中心放置于肘前窝的肱动脉搏动处，让袖带中间与心脏处于同一水平。连续测量血压 2 次，中间间隔 1 min，取 2 次血压值的平均值。患者在测量前 30 min 禁止抽烟、喝咖啡与浓茶、进食与运动。

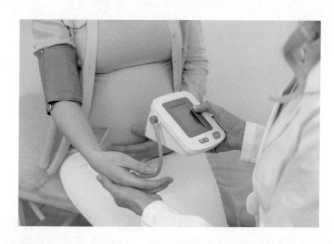

2. 担心药物影响胎儿生长发育　所有的医疗行为，都是利弊权衡的结果。有病才要吃药，不吃药病情会加重。高血压与生活方式相关，孕妇需要休息、适度锻炼、控制体重使其不要增长过多过快、控制食盐摄入；但仅靠生活方式不能纠正时必须吃药，若不遵医嘱擅自停药，可能出现心、肝、肾、脑等多个器官的并发症，胎儿的生长发育也会受到影响。

3. 前次妊娠有妊娠高血压疾病，此次妊娠是否会再发生　首先，随着年龄增长，患妊娠高血压疾病的风险本身就会增加。如果想要再次妊娠，请在决定妊娠之前就咨询医生，需要产科医生和内科医生一起评估和指导，不要擅自停药、怀孕后再去找医生。

二、妊娠合并糖尿病

（一）药物治疗

经饮食调整和运动后，患者的血糖、血脂未能达到预期目标或血糖、血脂水平仍升高，可考虑药物治疗。胰岛素是妊娠合并糖尿病的首选降糖药物。由于二甲双胍和格列苯脲会给胎儿带来一定的不良作用和不利影响，且并不能很好地控制血糖，故不推荐使用。其他的降糖药有噻唑烷二酮类、α - 葡萄糖苷酶抑制剂、二肽基肽酶 -4

（DPP-4）抑制剂、钠-葡萄糖共转运蛋白 2（SGLT-2）抑制剂及胰高血糖素样肽 -1
（GLP-1）受体激动剂，因缺乏临床应用资料目前禁用于孕妇。

1. 胰岛素　临床上所用的胰岛素是人工合成的人胰岛素注射液或胰岛素类似物，
主要促进肝、脂肪、肌肉等靶组织和脂肪的储存，以达到降低血糖的效果。不良反应
最常见的为低血糖，轻者可饮用糖水，严重者应立即注射 50% 葡萄糖。其次还有过敏
反应、胰岛素抵抗、注射部位的脂肪萎缩。临床上可用于各种类型的糖尿病，除了对
胰岛素过敏及低血糖之外的情况。胰岛素是由多个氨基酸组成的大分子蛋白，不能通
过胎盘，是妊娠合并糖尿病的首选治疗药物。

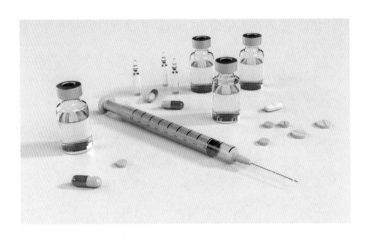

2. 二甲双胍　二甲双胍可促进脂肪组织摄取葡萄糖，降低葡萄糖在肠的吸收及糖
原异生，抑制胰高血糖素释放等达到降糖作用。该药的不良反应有食欲下降、恶心、
腹部不适、腹泻及低血糖、乳酸性酸血症、酮血症。长期使用可能导致维生素 B_{12} 缺
乏，应定期监测维生素 B_{12} 水平，必要时补充。主要用于轻症糖尿病患者，尤其适用于
肥胖及单用饮食控制无效者。

有研究报道二甲双胍与胰岛素相比，新生儿低血糖风险和母亲体重的增加均较低；
然而，二甲双胍可能会增加早产风险，是否会对胎儿造成宫内发育的问题目前尚缺乏
深入研究，需进一步确认，故在妊娠期间慎用。

3. 格列苯脲　格列苯脲为磺酰脲类降糖药，可刺激胰岛 β 细胞释放胰岛素，降低
血清糖原水平，增加胰岛素与靶细胞的结合能力，从而降低血糖。常见不良反应为皮
肤过敏、肠胃不适、嗜睡及神经痛，也可致黄疸和肝损害。较严重的不良反应为持久
性的低血糖症。适用于胰岛功能尚存的 2 型糖尿病且单用饮食控制无效者、尿崩症患者。
有研究报道应用格列苯脲后出现新生儿低血糖和巨大儿比率高于胰岛素或二甲双胍。

虽然有试验支持二甲双胍和格列本脲治疗妊娠合并糖尿病的疗效和短期安全性，
但两种药物都能够通过胎盘，缺乏长期的研究证据。有研究发现二甲双胍和格列本脲
治疗妊娠合并糖尿病时，母亲或新生儿结局无明显差异，也发现二甲双胍更能高效率
和显著减少胰岛素的需求，有优于格列本脲作为一线治疗的可能优势。然而，这方面
需要更多的确定性研究。

（二）咨询注意事项

1. 不合理的饮食习惯 有些患者可能认为饭吃得越少血糖控制越好，不吃水果更能降血糖，或者随便吃无糖食品，这些行为都是不提倡的。孕妇应合理饮食，保证营养均衡，不吃饭有可能会导致血糖反射性升高。水果是维生素摄入的重要来源，可以选择吃一些含糖量低的水果，如猕猴桃、鸭梨、青瓜、草莓等。而且无糖食品并不是不含糖，其中大部分含有淀粉，食物中的糖类成分依然存在。

2. 更应该在孕前重视本病的患者 含有以下高危因素的妇女更应该警惕，如年龄≥35岁，妊娠前超重或肥胖，有糖耐量异常史，多囊卵巢综合征，糖尿病家族史，不明原因的死胎、死产、流产史，巨大胎儿分娩史，胎儿畸形和羊水过多史，妊娠糖尿病史，本次怀孕发现胎儿大于孕周，羊水过多，有反复外阴阴道假丝酵母菌病者。

建议育龄女性无论是否患病，都应该做好孕前检查，调理好身体再备孕。孕期要定期产检，遵医嘱治疗，学会自数胎动，第一时间掌握宝宝的情况。分娩之后不要放松警惕，定期完成相关检查，以便了解产后恢复情况。

参考文献

［1］黄敏宜. 妊娠合并高血压疾病的临床处理研究进展［J］. 临床医药文献电子杂志，2020，7（86）：192-193.

［2］Guedes-Martins Luís. Chronic hypertension and pregnancy［J］. Adv Exp Med Biol，2017，95：395-407.

［3］Hauspurg A，Countouris ME，Catov JM. Hypertensive disorders of pregnancy and future maternal health：how can the evidence guide postpartum management？［J］Curr Hypertens Rep，2019，21（12）：96.

［4］Mensah GP，Ten Ham-Baloyi W，van Rooyen DRM，et al. Guidelines for the nursing management of gestational diabetes mellitus：An integrative literature review［J］. Nurs Open，2019，7（1）：78-90.

［5］Shuster DL，Shireman LM，Ma X，et al. Pharmacodynamics of metformin in pregnant women with gestational diabetes mellitus and non-pregnant women with type 2 diabetes mellitus［J］. J Clin Pharmacol，2020，60（4）：540-549.

第三节　高龄孕妇如何降低妊娠风险

随着现代社会生活节奏的加快，女性将更多的精力放在事业上，使得女性的生育年龄呈现逐步推迟的趋势；同时，随着国内二孩、三孩政策的放开，许多已完成生育的高龄女性也有再次妊娠的需求，造成目前国内高龄妊娠的占比不断增长。根据《2019年中国卫生健康统计年鉴》统计，高龄妊娠占所有妊娠的比例已经由2001年的4%增加到2017年的15.38%。高龄妊娠由于孕妇的妊娠年龄偏大且合并内外科疾病的情况更为多见，在胎儿染色体等遗传性疾病及多种妊娠合并症或并发症的发生率等诸多方面都存在与低龄妊娠不同的问题。

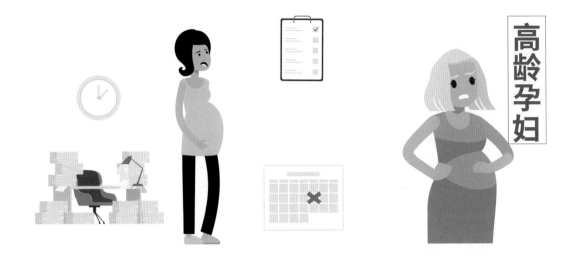

一、定义

女性的最佳生育期在 23 ～ 30 岁，31 ～ 35 岁是次佳生育年龄。高龄孕妇是一个特殊的群体，分娩年龄 ≥ 35 岁的妊娠定义为高龄妊娠，此时期的孕产妇称之为高龄孕产妇。

二、妊娠生理

随着年龄增长，母体卵子逐渐老化，卵母细胞染色体复制重组时发生错误的概率增加，从而导致子代出生缺陷发生率增加。因此，与非高龄妇女相比，高龄妇女的受孕率下降，妊娠后流产、胎儿畸形、早产、死胎率均增高；在妊娠期间的并发症、合并症、孕产妇死亡风险也随之增加。

高龄女性子宫胎盘血管无法负荷妊娠后血流动力学的增加、胎盘功能的下降以及因各种并发症被迫提早结束妊娠，可诱发不良围产儿结局。

由于妊娠带来的生理变化，以及高龄带来的担忧，孕妇心理常处于压力状态，伴有焦虑、忧郁等不良心理状态，不利于母胎的健康发展及家庭的和谐。

三、诊断及治疗要点

高龄妊娠可能出现各种风险，如流产、染色体异常、妊娠期合并症和并发症的发生率增高等。加强对我国高龄孕产妇的管理，有利于改善围产期母儿结局。首先进行健康状况评估，了解其是否患慢性疾病、传染病、遗传性疾病等，评估是否适宜继续妊娠，评估妊娠风险；其次应树立其妊娠的信心，保持心理健康，解除精神压力，合理饮食，保证睡眠，适宜运动，控制体重增加，通过了解针对性、个体化、多样化的健康知识，达到警惕出现不良并发症及结局的目的；最后应监测其血压变化，注意头痛、头晕等自觉症状。

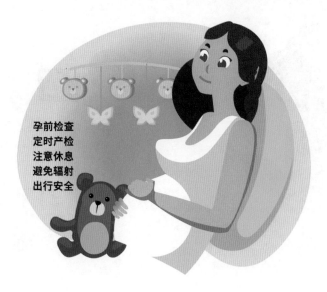

孕前检查
定时产检
注意休息
避免辐射
出行安全

四、临床咨询

（一）妊娠前的评估

在计划怀孕前 3～6 个月进行健康状况评估，了解其是否患慢性疾病、传染病、夫妻双方遗传性疾病等，评估是否适宜妊娠，减少因为双方遗传性疾病导致的遗传缺陷生育。对于有高血压、糖尿病、心脏病等慢性疾病的妇女应在妊娠前由产科、专科联合评估，孕期联合管理。改变不良的生活习惯（如吸烟、酗酒、吸毒等）及生活方式，合理营养，控制体重增加。补充叶酸 0.4～0.8 mg/d 或含叶酸的复合维生素。

（二）妊娠早期的管理

高龄孕妇应在妊娠早期建立保健手册，告知医生高危因素并进行详细登记，以便加强管理。孕期保健是在特定的时间，系统提供有证可循的产前检查项目。产前检查孕周建议为：妊娠 6～13 周$^{+6}$，14～19 周$^{+6}$，20～24 周，24～28 周，29～32 周，33～36 周，37～41 周，共 7～11 次。高龄妊娠妇女以及有其他高危因素的人群，可酌情增加次数。

（1）询问以下信息：是否患有糖尿病、慢性高血压、肥胖、肾脏及心脏疾病等信息；既往生育史；本次妊娠是否为辅助生殖治疗受孕；两次妊娠的间隔时间；明确并记录高危因素。

（2）核对孕周，建议在妊娠 6～8 周行 B 超检查，排除宫外妊娠，明确胚胎数量（多胎妊娠应了解其绒毛膜性）、胎芽大小、胎心是否存在，剖宫产术后再次妊娠者应注意受精卵的着床位置等。

（3）妊娠 11～13 周$^{+6}$应行早孕期超声筛查：胎儿 NT，有无鼻骨缺如、神经管缺陷（NTD）等。

（4）树立妊娠的信心，保持心理健康，解除精神压力，合理饮食（以清淡、少油腻、易消化为原则，烹调尽量多样化，多吃新鲜水果和蔬菜），保证睡眠，适宜运动，

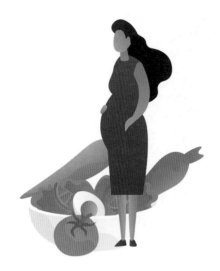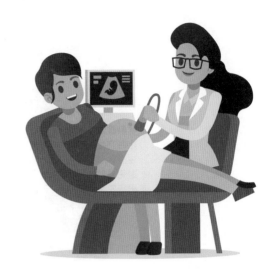

合理控制体重增加。

（5）继续补充叶酸 0.4 ～ 0.8 mg/d 至妊娠 3 个月，有条件者可继续服用含叶酸的复合维生素。

（6）重视高龄孕妇妊娠早期的症状，如阴道流血、腹痛等，及早发现异常并及时干预。

（三）妊娠中晚期的管理

（1）随着孕妇的年龄增加，妊娠期并发症的发生风险增加，孕妇应定期监测血常规、尿常规、超声检查。高龄孕妇要学会对妊娠期常见并发症的自我监测，如注意血压、血糖、自觉症状、尿蛋白、阴道出血、宫缩、皮肤瘙痒等，以及胎动情况。若出现头痛、头晕、肝区疼痛、恶心、呕吐等异常，应立即就诊。

（2）每一位高龄孕妇均应树立妊娠信心，在孕期保持积极的心情，缓解孕期的焦虑和心理压力，可以通过放松训练和自信心训练提升应激问题的处理能力。

（3）仍然要保持合理的营养和生活方式，按照孕前 BMI 的增长标准，控制体重增长。

（4）开始常规补充钙剂 0.6 ～ 1.5 g/d。

（5）胎儿畸形的筛查：妊娠中期是筛查胎儿染色体异常和结构畸形的重要时期，应严格地进行产前筛查及产前诊断。首选行侵入性产前诊断，行羊膜腔穿刺术检查胎儿染色体核型的建议孕周为 16 ～ 22 周，拒绝行侵入性产前诊断或有禁忌证的孕妇，可考虑行无创产前基因检测（筛查孕周为 15 ～ 20 周，最佳检测孕周为 16 ～ 18 周）。妊娠 20 ～ 24 周及 28 ～ 30 周进行 B 超检查，了解胎儿发育情况，以及筛查是否存在胎儿结构异常；必要时行 MRI 检查或胎儿染色体核型分析及基因检测。

（6）孕期血糖异常对母胎不利且可能会存在持续性影响，因此按时完成糖尿病筛查非常必要。对妊娠早期空腹血糖水平正常的孕妇，妊娠满 24 ～ 28 周后应尽早行口服糖耐量试验（OGTT），对妊娠糖尿病及早诊断与管理。

（7）分娩前应了解分娩风险、时机和分娩的准备：高龄孕妇妊娠 40 周后发生胎死宫内的概率增高，建议年龄≥ 40 岁的高龄孕妇在妊娠 39 ～ 40 周终止妊娠。高龄不是剖宫产术的指征，但对有强烈剖宫产术分娩意愿的高龄孕妇可酌情放宽剖宫产术的指征。

（四）分娩期间的管理

（1）分娩期对适龄和高龄产妇均是风险高发期。加强高龄产妇的管理，降低母儿分娩期并发症是保障母儿安全的重要环节。保持良好的精神状态，树立阴道分娩的信心；注意分娩过程的生命体征，特别是血压变化；产程中及时进行能量补充，建议少量、多次进食半流食；可考虑分娩镇痛；警惕宫缩乏力及产后出血；若高龄产妇强烈要求改变分娩方式，应放宽剖宫产术的指征。

（2）瘢痕子宫阴道分娩过程中注意腹痛、出血、胎心变化等不适症状。瘢痕子宫不是剖宫产术的绝对指征，但应适时以适当的方式终止妊娠。

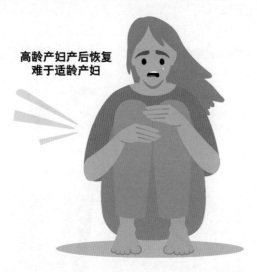

高龄产妇产后恢复
难于适龄产妇

（五）产后管理

高龄产妇的产后恢复难于适龄产妇，产后一定要保持良好心态，减少产后抑郁症的发生，必要时进行心理疏导，应积极加强盆底功能康复锻炼，注意关注产褥期的恢复，提高生命质量，同时做好母乳喂养。

五、咨询注意事项

（一）保持良好的心理状态，树立妊娠信心

由于妊娠带来的生理变化，以及高龄带来的担忧，常使高龄孕产妇处于压力状态，伴有焦虑、忧郁等不良心理状态，要注意自我调节，保持良好的心理状态，树立妊娠信心，可以通过放松训练和自信心训练提升应激问题的处理能力。

（二）孕期注意营养均衡，合理控制体重增长

每个孕妇怀孕后饮食、汤水都会增加，但并非吃喝得越多就越好，肥胖的高龄孕妇并发高血压、糖尿病风险高，且增重过多不利于后期分娩管理；但也应避免因保持

身材导致的营养摄入不足。因此整个孕产期都应对体重进行持续性管理，保持积极向上的心态，不熬夜，不挑食，最好能做到均衡摄取有营养的食物（以清淡、少油腻、易消化为原则，烹调尽量多样化，多吃新鲜水果和蔬菜），避免由于体重管理不到位导致的贫血、糖尿病、高血压等孕期疾病。

（三）避免过多的运动

孕期适当运动是非常必要的，但高龄孕妇由于妊娠的不易以及并发症及合并症的风险高，应更注意保护胎儿，在参与适宜孕妇的运动、提高自身身体素质、避免生病的同时，尽量少穿高跟鞋，避免过度运动和劳累。

（四）增加产检频率，避免过度延长孕周

高龄孕妇应根据医生建议增加产检频率。胎儿孕周不是越大越好，高龄孕妇尤其是过了 40 岁的超高龄孕妇过了预产期还没动产，胎盘老化、羊水减少、胎儿宫内不良状况的概率增加，应入院密切监测母胎情况，评估终止妊娠时机。

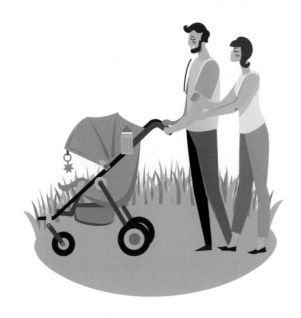

参考文献

［1］中华医学会妇产科学分会妊娠期高血压疾病学组．高龄妇女妊娠前、妊娠期及分娩期管理专家共识（2019）［J］．中华妇产科杂志，2019，54（1）：24-26.

［2］中华医学会妇产科学分会产科学组．孕前和孕期保健指南．（2018）［J］．中华妇产科杂志，2018，53（1）：7-13.

［3］United Nations. World fertility patterns 2015. Available at：http://www.un.org/en/development/desa/population/publications/pdf/fertility/world-fertility-patterns-2015.pdf. Retrieved February 18，2017.

第四节　17-叶酸代谢障碍人群保健

多年来，为了减少出生缺陷的发生，我国广大医务工作者进行了多方面的努力，并最终取得了一定成果。近年的研究表明，降低出生缺陷发生的主要环节，是孕前及早孕的干预，其中补充叶酸是重中之重。2009年国务院将增补叶酸预防神经管缺陷项目纳入国家重大公共卫生项目，对准备怀孕的农村妇女进行免费增补叶酸，以预防新生儿神经管缺陷。通过上述叶酸补充措施，使我国的出生缺陷发生率有所下降。近年来研究发现，妇女人群中部分叶酸代谢障碍患者的存在是导致胎儿出生缺陷的主要原因之一，同时这部分妇女也是将来患H型高血压（指伴有高同型半胱氨酸血症的高血压）的潜在高危人群。这部分人通过常规的叶酸补充起不到对出生畸形的预防。为此，越来越多的医院将对孕前或孕早期妇女叶酸代谢障碍的检测作为产前检查的一项必备措施，通过对这部分叶酸代谢障碍妇女的个体化适量叶酸补充，有效地预防出生缺陷的发生，使出生缺陷的发生率明显下降，实现一级预防。

一、定义

叶酸代谢障碍主要指部分人由于叶酸代谢通路中的关键基因突变导致酶活性降低，使得已被机体吸收的叶酸不能正常发挥生理功能，即叶酸代谢途径中的关键基因MTHFR（5,10-亚甲基四氢叶酸还原酶）基因的C677T、A1298C位点的基因多态

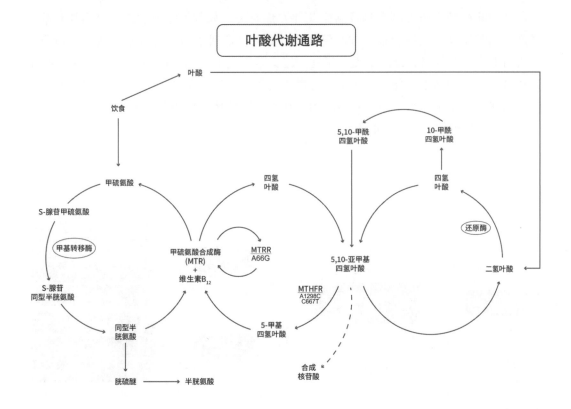

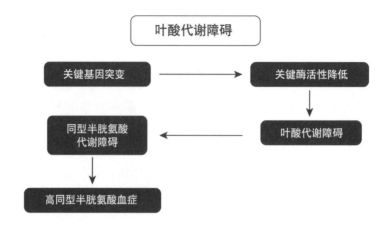

性对其编码的酶的活性和热稳定性产生巨大影响，例如，携带 TT 基因型的人群，其 MTHFR 酶活性在 37℃时，较正常基因型 CC 型降低 50%～60%；MTHFR C677T 与 A1298C 发生协同作用时，也会导致其编码的酶活性减弱，只有正常基因型的 36%。 MTRR（甲硫氨酸合成酶还原酶）66GG 基因型和 66AA 基因型比较，个体发生神经管 缺陷（NTD）的风险增加到 2.6 倍。叶酸代谢障碍使得机体叶酸利用能力降低，并进 一步影响体内同型半胱氨酸的代谢，导致同型半胱氨酸代谢障碍，从而导致体内同型 半胱氨酸的水平升高。

二、妊娠生理

　　孕妇叶酸缺乏与多种自身及新生儿并发症有关，如孕妇贫血、妊娠高血压疾病、 早产，以及胎儿唐氏综合征、神经管缺陷、先天性心脏病等。那通过常规补充叶酸， 是否可彻底预防神经管缺陷的发病率呢？答案是否定的。因为叶酸的缺乏是由环境和 遗传共同作用的结果。环境方面主要是摄入的不足，导致了叶酸的缺乏，遗传方面是 叶酸的代谢产生了障碍，导致叶酸的相对缺乏。叶酸代谢能力基因异常导致的代谢障 碍，是常被忽视的叶酸缺乏重要原因。

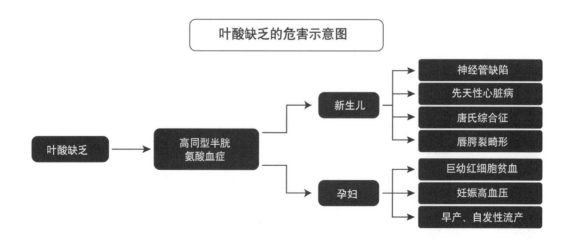

叶酸缺乏原因示意图

需要量增加	摄入不足	其他原因	遗传因素
孕妇、乳母都处于特殊生理状态，需要量增加，造成相对不足	天然叶酸不稳定，膳食中叶酸不足或烹调加工损失	酗酒、服用维生素 B_{12} 及维生素C等均可导致叶酸的缺乏	机体叶酸利用能力的先天不足，导致叶酸缺乏

三、诊断及治疗要点

血清学叶酸不能真正反映机体对于叶酸的代谢能力。目前可通过叶酸代谢能力基因检测，来判断机体叶酸代谢能力的高低，从而个性化地补充叶酸。叶酸代谢能力基因检测的核心是在分子水平上筛查出叶酸代谢障碍、生育神经管缺陷（NTD）儿的高危人群，进行早期干预。根据基因检测结果，判断风险等级，再根据风险等级特异性地增补叶酸。对于 MTRR（5-methyl tetrahydrofolate-homocysteine methyltransferase reductase，甲硫氨酸合成酶还原酶）基因突变的妇女还应注意补充维生素 B_{12}，推荐剂量为 $2.4 \sim 2.6$ μg/d。对于有过 NTD 生育史、再次怀孕的妇女，叶酸补充剂量可增加到 $4 \sim 5$ mg/d。

大量研究支持每日补充 0.8 mg 叶酸可解决 MTHFR 基因突变导致的叶酸代谢酶活性降低问题，叶酸代谢中 / 高度风险人群通过补充 0.8 mg/d 叶酸，血清异常同型半胱氨酸可改善至与正常人群无异。MTHFR 基因突变孕妇，每日补充叶酸剂量 0.8 mg/d，能够有效预防出生缺陷。

风险等级	结　果	位　点
未发现风险	3个位点均无突变，或仅MTHFR基因C677T或仅MTHFR基因A1298C	MTRR基因A66G位点是否突变是风险分级的关键因素
低度风险	MTHFR基因C677T和A1298C，或仅MTHFR基因C677T或仅MTHFR基因A1298C或仅MTRR基因A66G	
中度风险	MTRR基因A66G伴MTHFR基因C677T或A1298C或仅MTRR基因A66G	
高度风险	MTRR基因A66G伴MTHFR基因C677T或A1298C	

四、临床咨询

（一）叶酸基因检测的适宜人群

（1）计划怀孕的女性。

（2）孕前、孕早期，指导叶酸补充量。

重点检测人群：

1）低龄或高龄妊娠以及多胎妊娠的妇女。

2）曾有不明原因的流产、早产、畸形儿甚至死胎的妇女。

3）孕前/孕早期妇女（0～12周）预防神经管缺陷的发生。

4）孕中期妇女（13～27周）预防妊娠高血压疾病、晚发性流产的发生。

5）孕前/孕中期妇女（0～27周）预防巨幼红细胞贫血的发生。

（二）叶酸补充的副作用

叶酸是水溶性维生素，较少出现过量问题，但如果过量补充叶酸会导致以下不良后果：

（1）导致体内锌缺乏。锌是多种酶的活化剂，因此，孕母过量补充叶酸会导致胎儿生长缓慢，出生体重过低。

（2）掩盖维生素 B_{12} 缺乏的早期表现，导致神经系统受损害。

（3）个别患者长期大量服用叶酸可出现厌食、恶心、腹胀等胃肠道症状。

五、咨询注意事项

可以通过食补补充叶酸吗？

叶酸广泛存在于各种食物中，富含叶酸的食物包括深绿色叶子蔬菜、柑橘、豆类和谷物等。但是天然叶酸不容易被人体吸收，只有大约50%能被人体吸收。以叶酸含量相对较高的绿叶蔬菜为例，它们的叶酸含量普遍为50～160 µg/100 g，但是在考虑到食物叶酸的不稳定性和可吸收性后，如果孕妇每天想单纯通过食补补充800 µg叶酸，每天要吃1000～3000 g绿叶蔬菜才能满足孕妇对叶酸的要求，这显然已经难以做到，并且考虑到食物中的叶酸很不稳定，在收割、储存、加工和烹饪的过程中，会造成叶酸的大量流失，相当于需要吃远超过1000～3000 g的绿叶蔬菜。因此，大多数人难以从食物中获得充足的叶酸。

参考文献

［1］围受孕期增补叶酸预防神经管缺陷指南工作组.围受孕期增补叶酸预防神经管缺陷指南（2017）［J］.中国生育健康杂志，2017，28（005）：401-410.

［2］金蕾，王程，张杰，等.妇女围受孕期叶酸服用情况及其对胎儿神经管缺陷的预防效果［J］.北京大学学报（医学版），2020，52（4）：719-725，MEDLINE ISTIC PKU CSCD CA，2020：国家重点研发计划项目.

［3］谢晓媛，崔岚，辛力.叶酸代谢障碍与出生缺陷关系的研究概况［J］.中国优生与遗传杂志，2015（07）：14-15＋112.

［4］王纯叶.四氢叶酸与叶酸对亚甲基四氢叶酸还原酶基因多态性人群妊娠结局影响［J］.分子影像学杂志，2017，40（01）：62-64.

［5］包燕.个体化补充叶酸对新生儿出生缺陷的影响［J］.中国妇幼健康研究，2019，30（03）：338-341.

［6］魏海青.个体化补充叶酸预防新生儿缺陷性疾病的临床观察［J］.河北医科大学学报，2017，38（05）：561-565.

［7］中国营养学会.中国居民膳食营养素参考摄入量（2013）.北京：科学出版社，2014.

第十一章 采取辅助生殖女性围孕期及产后指导

第一节 辅助生殖周期开始前的保健

不孕症是指有生育意愿的男女双方同居超过 1 年，有正常性生活且双方均未采取避孕措施，但仍未能受孕。不孕症近年来已经成为世界性的健康问题，发病率也逐年升高。辅助生殖技术的开展为不孕症患者带来了希望，但由于治疗周期较长，治疗和护理的过程相对复杂，患者及家属普遍存在不同程度的认知缺陷和信息缺乏问题，同时在治疗过程中身心均承受较大压力，从而导致患者自我效能低和治疗效果不理想，对其生活质量有较大影响。拥有一个合格的辅助生殖周期开始前的保健是非常重要的。

一、定义

辅助生殖技术是人类辅助生殖技术（assisted reproductive technology，ART）简称，指采用医疗辅助手段使不育夫妇妊娠的技术，包括人工授精（artificial insemination，AI）和体外授精-胚胎移植（in vitro fertilization and embryo transfer，IVF-ET）及其衍生技术两大类。

二、采取辅助生殖的常见原因

1. 女性因素 排卵障碍；输卵管阻塞；子宫结构和功能异常；其他妇科疾病等（如盆腔粘连等）。

2. 男性因素 精子问题（数目、活动力、存活率是否正常）；其他男科疾病（如性功能障碍、隐睾、精索静脉曲张等）、其他病史（腮腺炎病史、生殖道感染或性病史、既往泌尿外科手术史、囊性纤维化或其他遗传病家族史）。

三、采取辅助生殖的临床咨询

医生应主动询问服务对象相关的健康信息，并解答他们提出的问题，同时进行遗传咨询，同时应为服务对象的隐私进行保密。

（一）个人情况及病史

（1）年龄，生活环境，职业。

（2）既往病史（传染病、性传播疾病、手术史等）。

（3）近亲婚配史及遗传病史。

（4）月经史（初潮年龄，月经周期，月经持续时间、量、有无痛经等）。

（5）婚育、避孕及性生活情况（尤其是多次自然流产病史，异位妊娠病史，性生活次数等）。

（6）生活、工作习惯及嗜好。

（7）不孕持续时间，既往检查和治疗情况。

（二）医学检查

除询问病史外，包括必要的全身检查、生殖器官检查、第二性征检查、化验及辅助检查等。

（1）全身检查：生命体征、身高、体重、BMI、视力，全身皮肤颜色、毛发分布、瘢痕等，有无特殊面容，精神状态，各系统器官检查。

（2）生殖器官检查

1）女方：双合诊，注意外阴发育、阴毛分布，阴唇阴蒂发育；阴道、宫颈、子宫及双附件情况。

2）男方：直立位检查，观察有无生殖器发育异常及肿块，包括尿道发育异常，包皮、阴茎、睾丸大小等。

（3）第二性征检查

1）女方：乳房、阴毛、腋毛、音调、皮下脂肪分布情况。

2）男方：声音、胡须、喉结、体毛等发育及有无乳腺女性化等情况。

（4）辅助检查：对每一对夫妇提供基本检查项目，并根据条件个体化增减项目。

1）基本检查项目：血常规，尿常规，肝肾功能，血糖，乙肝、梅毒、艾滋病病毒检查，胸部 X 线片，心电图等。

2）女方：抗米勒管激素、生殖道分泌物检查、宫颈癌筛查、性激素检查、妇科超声、输卵管造影、宫腔镜检查、外周血染色体检查等。

3）男方：精液常规、顶体酶活性、生殖道分泌物检查、性激素检查、外周血染色体等。

四、辅助生殖周期前的准备

（一）心理准备

做好心理准备，端正态度，不可过多患得患失。

多跟医生交流，减少疑惑，尽量保持信息来源的准确性和权威性。

转移注意力，去做一些自己感兴趣的事情，家人的理解和鼓励也很重要。

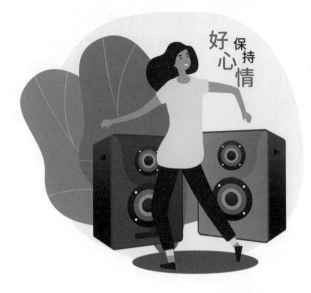

（二）生理准备

首先需要到医院进行相关受孕前检查，让医生更好地了解患者的身体状况。

（三）时间准备

辅助生殖技术不受季节限制，但整个过程需要 1 ～ 2 个月甚至更长时间，所以需要安排好工作等，尤其是女方应空出较多时间。

（四）饮食准备

（1）规律饮食、均衡营养。可多吃蛋白质高的食物，如牛奶、黄豆、鱼、虾、蛋类；牛、羊、猪肉。

（2）补充叶酸和铁剂：叶酸有助于胎儿神经系统发育，建议准备怀孕妇女在孕前 3 个月及早孕 3 个月连续每日口服 0.4 ～ 0.8 mg 叶酸或含叶酸的多种营养素，若同时服用其他保健品或孕妇奶粉，应减去其中含量；高危人群，如曾分娩过神经管畸形儿、癫痫服用卡马西平治疗者，应每日服用 4 mg 叶酸。育龄期女性容易发生贫血，应适当补充铁剂，必要时补充碘、钙剂等。

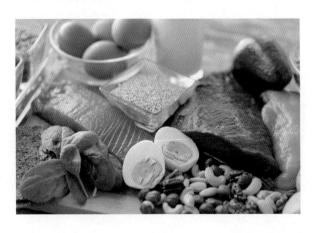

（3）维生素 A、B、C、E，以及矿物质锌等对于提供精子和精液原料、促使精子合成化生、调节性腺功能增强精子活力，保护副性腺抗感染能力以及维持精子的整个代谢过程都是不可缺乏的重要物质。这些维生素广泛存在于动物肝脏、植物油、绿叶蔬菜和胡萝卜、豌豆、西红柿、扁豆、莴苣、菜花、南瓜、土豆、雪里红、甘蓝、青蒜、大枣以及新鲜水果中。

（五）生活作息方面的准备

（1）夫妻双方应改掉熬夜、抽烟、酗酒，喝浓茶、咖啡等不健康习惯。

（2）女方不再使用口红、指甲油，不烫发，不染发，不穿紧身衣裤。

（3）达到并保持合理体重。建议调整体重指数在 $18.5 \sim 24 \text{ kg/m}^2$。孕前肥胖（ $BMI \geqslant 28 \text{ kg/m}^2$ ）会增加妊娠合并症及并发症的风险。女性和男性都建议在备孕时保持合理体重。过胖、过瘦都会影响配子的质量。

（六）职业、环境方面的准备

职业、环境有毒有害物质会对胚胎发育造成影响，最终发生流产、死胎、出生缺陷等不良妊娠结局，其中包括化学性、物理性和生物性几大类。应避免接触有毒有害物质。

（七）用药指导

在服用对妊娠有影响的药物期间最好避免怀孕。患有内外科疾病需要用药者，需选择对胎儿发育影响小的药物；一般疫苗接种期间不建议进入周期，一般建议风疹病毒疫苗接种后 $3 \sim 6$ 个月或检查风疹抗体 IgG 阳性后再妊娠；接种乙肝疫苗，应在完成最后 1 针接种后 3 个月，待乙肝表面抗体阳性后再妊娠。

五、咨询注意事项

（一）不要随意放弃检查项目

做辅助生殖前一系列检查可帮助医生确定患者是否适合做辅助生殖及后续适合治疗方案，因此每一项检查对于医生判断都有着重要参考价值。

（二）以往检查结果

很多检查结果都是有时效性的，但既往检查有一定参考价值，就诊时最好带上，可以帮助医生更好地了解以往病情。如子宫输卵管碘油造影、B 超通液报告、腹腔镜检查和手术记录。

（三）注意检查时间

检查最好能在辅助生殖进行前的 3 个月内进行。基础性激素六项检查应在月经第 $2 \sim 3$ 天，在安静状态下抽血，抽血前禁止奔跑、情绪激动。肝肾功能检查需要早上空腹。基础卵泡检查也需要在月经第 $2 \sim 3$ 天检查。精液分析之前需禁性生活 $2 \sim 7$ 天，以便得到更准确结果。

参考文献

［1］王临虹.孕产期保健技术指南［M］.北京：人民卫生出版社，2013：12-14.
［2］Hornstein MD. Lifestyle and IVF outcomes［J］. Reprod Sci，2016，23（12）：1626-1629.

第二节　辅助生殖妊娠成功后的保健

一、概述

据世界卫生组织（WHO）评估，每 7 对夫妇中约有 1 对夫妇存在生殖障碍。国内不孕症者占已婚夫妇人数 10%，比 1984 年的 4.8% 增加一倍多。ART 直接效应是使不育夫妇实现妊娠的愿望，由不育引发的相关问题自然会随之得到解决。因此辅助生殖技术成功后的妊娠期保健尤为重要。

孕期保健包括对孕妇进行规范产前检查、健康教育与指导、胎儿监护与评估、孕期营养及体重管理和用药指导等，是降低孕产妇和围产儿并发症发生率及死亡率、减少出生缺陷的重要措施。通过规范化的孕期保健和产前筛查，能够及早防治妊娠期合并症及并发症，及时发现胎儿异常，评估孕妇及胎儿安危，确定分娩时机和分娩方式，保障母儿安全。

二、妊娠生理

妊娠期母体各个系统和器官会发生一系列生理变化，变化最大的器官是子宫，主要表现为子宫增大、血流量增加和子宫下段形成，以利于容受妊娠物并为分娩做准备。血容量及心排血量均明显增加，有基础心脏病者易在妊娠期和分娩期发生心血管意外。妊娠期血容量增加以适应子宫胎盘及各组织器官增加的血流量，对维持胎儿生长发育极为重要，妊娠期静脉血液淤滞、血管壁损伤均导致妊娠期血液处于高凝状态，使妊娠期女性发生血管栓塞性疾病的风险较非孕妇女增加 5～6 倍。

妊娠期由于增大子宫的压迫，输尿管内压力增高，加之孕激素影响，容易导致肾积水，孕妇易患急性肾盂肾炎，以右侧肾脏发生居多。妊娠晚期由于膀胱受压，部分孕妇可出现尿频及尿失禁。由于妊娠期基础代谢率下降，糖代谢特点和变化可导致妊娠糖尿病等发生。以上生理变化均会导致妊娠期出现严重的并发症，严重影响母胎安全。由于接受 ART 妇女的年龄较大、多胎妊娠发生率高等，并发症和合并症的风险也明显升高。因此，规范妊娠期保健尤为重要。

三、诊断及治疗要点

对 ART 妊娠成功孕妇及早进行产前遗传咨询及产前检查极为重要。合理产前检查次数及孕周不仅能保证孕期保健质量，也能节省医疗卫生资源，根据目前我国孕期保健的现状和产前检查项目的需要，推荐共 7～11 次产前检查。规范孕期保健不仅能及早发现胎儿及母体并发症，同时也能降低缺陷儿出生率和死亡率。

四、临床咨询

（一）健康教育及指导

合理营养，控制体重增加；补充叶酸 0.4～0.8 mg/d，或含叶酸的复合维生素。既往生育过神经管缺陷（NTD）孕妇，则需每天补充叶酸 4 mg。有遗传病、慢性病和传染病的孕妇应予专业的产前咨询。

合理用药，避免使用可能影响胎儿正常发育的药物。改变不良生活习惯及生活方式，避免高强度工作、高噪声环境和家庭暴力。保持心理健康，解除精神压力，预防孕期及产后心理问题的发生，合理选择运动方式。

（二）产前检查

根据我国目前孕期保健的现状和产前检查项目的需要，推荐产前检查孕周分别为：妊娠 6～13 周$^{+6}$、14～19 周$^{+6}$、20～24 周、25～28 周、29～32 周、33～36 周、37～41 周，共 7～11 次。有高危因素者，酌情增加产检次数。

检查内容包括健康教育和指导、常规保健、孕期必查及备查项目等。ART 孕妇由于存在高危因素者居多，建议适当增加产检次数，尤其对于多胎妊娠孕妇，建议到高危产科门诊就诊，多胎妊娠者至超声专科门诊进行详细超声检查。

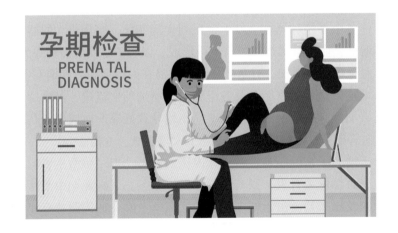

（三）评估胎儿健康的技术

评估胎儿健康包括确定高危儿和监测胎儿宫内状况。高危儿包括：①孕周＜37 周或≥42 周；②出生体重＜2500 g；③小于胎龄儿或大于胎龄儿；④出生后 1 min 内 Apgar 评分 0～3 分；⑤产时感染；⑥高危妊娠产妇的新生儿；⑦手术产儿；⑧新生儿的兄姐有严重的新生儿病史或新生儿死亡等。

胎儿宫内状态监测包括孕早期胎儿 NT 检查及胎儿发育情况、孕中期胎儿排畸超声检查、糖耐量检查及孕晚期胎儿宫内情况监测，对于高危妊娠孕妇建议孕 28 周开始行胎心监测。

（四）孕期营养及体重的管理

孕期合理营养对胎儿正常生长发育和改善母儿结局非常重要，需注意热能、蛋白质、碳水化合物、脂肪、维生素、无机盐、微量元素和膳食纤维的摄入。孕期体重管理有利于改善母儿的近远期健康。

孕妇体重过重会增加巨大儿、难产、产伤、妊娠糖尿病风险，体重增长不足与胎儿生长受限、早产儿、低出生体重等不良结局有关。科学孕妇运动指导是管理体重的另一项措施，如瑜伽、孕妇操、游泳、凯格尔（Kegel）运动等形式。

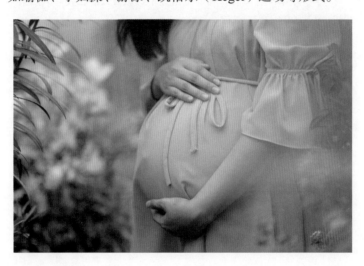

（五）产科合理用药

药物使用应遵循孕妇用药的基本原则，根据药物对动物和人类具有不同程度的致畸危险，按以往 FDA 的分类方法可分为 A、B、C、D、X 等 5 类，但目前由于新药快速出现，使以往的分类方法已经不适应目前的变化，所以，用药时应考虑胎龄、药物性质、个体差异等因素。因此妊娠期用药应在医生指导下进行。

（六）孕期常见症状及处理

孕期常见症状以消化系统多见，其他如贫血、腰背痛、下肢及外阴静脉曲张等。应建立良好饮食、排便习惯，及时补充铁剂和钙剂。对于高危孕妇，建议孕期就诊于高危产科门诊进一步产检，尽早识别高危因素，预防合并症及并发症。

五、咨询注意事项

（一）不合理医疗资源分配

很多孕妇于孕期比较焦虑，对于产前检查过分依赖，比如对于无高危因素的孕妇进行过多超声检查及过早行胎心监测，这不仅增加医生工作量，同时也导致孕妇不必要的焦虑和担忧，因此准确识别高危妊娠十分重要。

（二）不合理补充营养物质

营养均衡，科学补充营养，对改善妊娠近期和远期结局非常重要。孕期营养不良不仅与流产、早产、低出生体重儿、子痫前期、妊娠期贫血、产后出血等相关，也会对子代远期产生不利影响。很多孕妇错误地认为需要多补充营养丰富食物，导致孕期营养过剩，发生妊娠糖尿病、巨大儿等。

参考文献

［1］封旭，李文，孙宁霞 . 不孕不育患者行辅助生殖技术妊娠失败的相关影响因素［J］. 中国优生与遗传杂志，2019，v.27（09）：111-112，115.

［2］中华医学会妇产科学分会产科学组 . 孕期和孕期保健指南（2018）［J］. 中华妇产科杂志，2018，53（1）：7-13.

第十二章　备育男性围育期指导

第一节　备育期保健

研究表明，一对正常生育力的夫妻，每个月自然怀孕的成功率为 15% ～ 20%。而对于低生育力的夫妻来说，成功率则更低。2017 年，有一项发表在 *Human Reproduction Update* 的研究，对 1973 年到 2011 年间来自北美、欧洲和澳大利亚共 43 000 名男性进行研究，发现精子总数和浓度下降了 50% ～ 60%，平均每年下降 1.4%。类似的，随着国民收入和物质条件改善，我国男性的精液浓度和精子总数从 1981 年到 2019 年，也呈现出显著的下降趋势。过去 30 年间，世界卫生组织甚至两次下调精液的合格标准，《人类精液处理和检验实验室手册》中，男性精子数量参考值已经从 1970 年的平均每毫升 1 亿个下降到目前的每毫升 1500 万个。

正常来说，随着现代医学和科学的飞速发展，人类健康水平得到进一步提高，可为何精子质量却会不断下降呢？其实，除了生理和遗传方面的影响，环境、生活方式、饮食和营养成分等因素，也会影响男性的生育力。如果能保持良好的生活和饮食习惯，改善生活和工作的环境，可以提高精子的质量，继而提高备育的成功率，同时也有利于胚胎及胎儿的健康，减少流产或畸形胎儿的发生。

因此，男性也需要认真、科学地备育。

一、生活方式调整

（一）保持充足的睡眠时间

一项发表在 *Environment International* 的研究表明，与每天总睡眠时间为 8 ～ 8.5 h 的男性相比，每天总睡眠时间少于 6 h 和多于 9 h 的男性，精液体积分别减少了 12% 和 3.9%。与每晚睡眠时间为 7.5 ～ 8 h 的男性相比，睡眠时间少于 6 h 的男性精子总活力和前向活力分别降低了 4.4% 和 5.0%。与睡眠质量良好的男性相比，睡眠质量差的男性的精子总数、总活力和前向活力分别降低了 8.0%、3.9% 和 4.0%。由此可见，男性保证充足但不过长、高质量的睡眠与精子质量密切相关。

（二）减少夜间使用发光电子设备

在过去几十年间，数字设备被广泛使用，尤其是智能手机。这与过去几十年男性精子质量快速下降是否有关系呢？有研究专门评估了晚上暴露在数字媒体设备的发光屏幕下与睡眠和精子质量的测量之间的关系，结果发现，夜间使用发光的电子设备与精子活力呈负相关关系。虽然该研究无法证明因果关系，但推测可能是夜间过多地使用发光的电子设备会减少睡眠时间和降低睡眠质量，进而影响了身体的健康，包括精子质量。

（三）适度运动

众所周知，适度的体育锻炼是健康生活方式的重要组成部分，因为运动可以降低糖尿病、心血管疾病、某些癌症和抑郁症的发生率，可能是由于运动能够减少内源性氧化应激和改变内源性性激素分泌。而对于备育的男性来说，适度的运动也是有好处的。一项发表在 *Human Reproduction* 上的研究显示，当研究者根据每周的运动代谢当量（MET）将研究者进行分级后进行精子质量分析发现，精子的活力和总的运动量以及中强度运动量成正向剂量依赖关系，也就是说，运动可以明显提高精子的活力。此外，还有一些流行病学研究表明，体育活动与精子浓度、活动力和正常形态百分比之间呈正相关关系。

值得注意的是，虽然适当运动有助于提高精子活力，但是也要注意控制频率和强度，过度运动可能适得其反。有研究表明，长距离骑自行车的人出现异常精子的比例明显高于对照组，另外还有一项对 5 名正常志愿者进行的早期干预研究报告称，经过 3 个月的过度训练，这 5 名志愿者的总精子数和血清睾酮水平反而下降了。

（四）戒烟、控酒

吸烟产生的毒素可能会影响精子的发育和功能，对精液参数有负面影响。发表在世界知名杂志 *European Urology* 上的一项包含 5865 名男性的系统性回顾和荟萃分析显示，吸烟与精子数量和精子活力下降明显有关，中重度吸烟者精液质量的恶化更为明显。

另外，虽然有研究表明，酒精摄入量和精液质量之间存在负相关关系，但也有对此争议者。2017 年，一项包括 16395 名男性的系统性回顾和荟萃分析得出一个学者们较为公认的结论，即长期饮酒会对精液的数量和形态产生负面影响，但对于偶尔饮酒的人来说，精液质量并不会因此变差。

因此，建议备育的男性戒烟和控制好酒精的摄入，避免酗酒。

二、推荐饮食营养模式

从人类体外和动物研究中积累的证据表明，男性肥胖和饮食的某些成分可能在调节精子发生、精子成熟和受精能力方面发挥着关键作用。例如，2020 年，发表在胃肠医学顶级期刊 *GUT* 上的一项研究显示，常年高脂饮食会引起肠道菌群失调，导致内毒素血症、附睾炎症，进而影响睾丸基因的表达而导致生精功能受损，精子数量和活力下降，从而降低男性的生育力。有研究认为，男性肥胖会损伤精子的分子和物理结构，从而降低生育能力。此外，在动物模型中，一些与肥胖、胰岛素抵抗和糖尿病风险增加有关的食物和饮食中的某些成分也与精子质量或功能低下有关。例如，富含卡路里、反式脂肪酸（TFAs）、饱和脂肪或胆固醇的饮食与睾丸生精环境受损有关，包括损害精子发生的过程，从而影响男性生育能力和后代健康。

因此，备育男性还要注意膳食结构的均衡。来自 *Human Reproduction Update* 的一篇系统回顾综述了所有关于饮食、食物和营养成分与精子质量和受精能力关系的研究，系统全面地为备育男性的膳食结构建议如下。

（一）与精子质量呈正相关的膳食因素

多种维生素和矿物质具有抗氧化作用，通过减少氧化应激改善精子质量，在备育过程中发挥着重要作用。常见抗氧化剂营养素包括叶酸、铁、锌、硒、铜、维生素 E、维生素 C 等。玛咖、淫羊藿、辅酶 Q10、左旋肉碱等物质亦可通过影响营养代谢途径改善男性精子质量。

（二）与精子质量呈负相关的膳食因素

（1）饱和脂肪酸和反式脂肪酸。

（2）富含加工肉类饮食。

（3）大豆食品。

（4）土豆。

（5）全脂乳制品和全乳制品、奶酪。

（6）大量摄入咖啡、酒精、加糖饮料。

（7）糖。

第二节　特殊人群保健

随着社会人口结构的变化，一些慢性病，例如糖尿病、高血压发病也逐渐趋于年轻化。中国 20 ～ 49 岁的年轻人中高血压的患病率已经达到 7.9% ～ 26.8%，并且预计到 2030 年还会增长。糖尿病的发病形势也日益严峻，并趋于年轻化，预计到 2025 年全球病例将增加至 3 亿。高血压、糖尿病等慢性病对备孕期男性精子质量会产生不良影响，针对这些慢性病的用药问题困扰着备孕期男性。

备孕期间有必要吃降压药吗？一项研究结果提示，高血压男性和正常男性的累积妊娠率在统计学上有显著差异，文章认为这可能与高血压对男性生育能力的潜在损害机制、损伤精子有关。据研究称，高血压男性的精液体积、精子活力、精子总数和活动精子计数均低于正常男性。因此，高血压男性即便不服用降压药，高血压本身也可能会影响他们的生育功能，而且如果血压控制不佳还可能会引起其他更多的风险。备孕期间需要根据高血压具体情况、降压药物种类，权衡利弊来决定是否服用降压药。钙通道阻滞剂、血管紧张素转化酶抑制剂 / 血管紧张素 Ⅱ 受体阻滞剂等降压药，对男性性功能影响的研究比较少，目前尚无一致结论；已有的证据表明，这些降压药物造成的生殖风险较小，且对男性性功能无影响或有正向作用。噻嗪类利尿剂可能会引起勃起功能障碍，其说明书中也明确指出性功能减退的风险。醛固酮受体拮抗剂，例如螺内酯，具有抗雄激素活性，可能会导致精子活动度下降、性欲减退和勃起功能障碍。因此，若服药的获益大于风险，建议备孕期男性在心血管内科医生及生殖男科医生指导下，选择服用合适种类的降压药物。

糖尿病导致高龄男性生育力下降，糖尿病所致的不育发生率约为 35%。高血糖状态下将产生大量活性氧（ROS），导致氧化应激损伤增加，使得精子畸形率及 DNA 碎片率均增加；高血糖会影响下丘脑-垂体-性腺分泌轴，导致促性腺激素及卵泡刺激素分泌减少，导致睾丸间质细胞减少，进而影响睾酮水平。此外，氧化应激水平增高，也会使得睾丸细胞凋亡增加，引起睾酮水平的下降。因此，糖尿病本身会通过多种途径导致精子浓度降低，活力减弱，畸形率增加而造成不育。糖尿病还可能导致男性性功能出现问题，比如勃起功能障碍、精液量减少甚至不射精症、逆行射精等等，这也会影响到备孕。目前尚无公认的研究提示胰岛素、口服控制血糖药物等是否会对精子质量产生不良影响，那么对于罹患糖尿病的备孕期男性，建议在内分泌科医生指导下严格控制好血糖，这对恢复或改善正常的性功能及生育能力具有重要意义。

对于合并高血压、糖尿病等慢性病的备孕期男性，建议应密切监测血压、血糖水平，通过改变生活行为习惯，并在专科医生的指导下合理地、规律地使用相应药物，积极控制血压、血糖水平，从而提高精子质量与生育能力。

参考文献

［1］Levine H，Jørgensen N，Martino-Andrade A，et al. Temporal trends in sperm count：a systematic review and meta-regression analysis［J］. Hum Reprod Update，2017，23（6）：646-659.

［2］Lv MQ，Ge P，Zhang J，et al. Temporal trends in semen concentration and count among 327 373 Chinese healthy men from 1981 to 2019：a systematic review［J］. Hum Reprod，2021，36（7）：1751-1775.

［3］Chen HG，Sun B，Chen YJ，et al. Sleep duration and quality in relation to semen quality in healthy men screened as potential sperm donors［J］. Environ Int，2020，135：105368.

［4］Li D，Lv J，Liu F，et al. Hypertension burden and control in mainland China：analysis of nationwide data 2003-2012［J］. International Journal of Cardiology，2015，184：637-644.

［5］Eisenberg M L，Li S，Behr B，et al. Relationship between semen production and medical comorbidity［J］. Fertility and Sterility，2015，103（1）：66-71.

［6］Erma Z. Drobnis. Impacts of medications on male fertility［M］. Berlin：Springer，2018.

［7］熊承良，商学军，刘继红. 人类精子学. 北京：人民卫生出版社，2013.

［8］李力，乔杰. 实用生殖医学. 北京：人民卫生出版社，2011.